U0270092

口腔住院医师专科技术图解丛书

总主编 樊明文 葛立宏 葛林虎

口腔黏膜病临床病例精解

主 编 周 刚

编 者（以姓氏笔画为序）

卢 锐（武汉大学口腔医学院）

杜格非（武汉大学口腔医学院）

张 静（武汉大学口腔医学院）

周 刚（武汉大学口腔医学院）

梁雪艺（广州医科大学口腔医学院）

人民卫生出版社

图书在版编目（CIP）数据

口腔黏膜病临床病例精解 / 周刚主编 . —北京：人民卫生出版社，2016

（口腔住院医师专科技术图解丛书）

ISBN 978-7-117-22013-2

Ⅰ.①口… Ⅱ.①周… Ⅲ.①口腔粘膜疾病 – 诊疗 – 图解 Ⅳ.①R781.5-64

中国版本图书馆 CIP 数据核字（2016）第 014760 号

| 人卫社官网 | www.pmph.com | 出版物查询，在线购书 |
| 人卫医学网 | www.ipmph.com | 医学考试辅导，医学数据库服务，医学教育资源，大众健康资讯 |

口腔住院医师专科技术图解丛书

口腔黏膜病临床病例精解

主　　编：周　刚
出版发行：人民卫生出版社（中继线 010-59780011）
地　　址：北京市朝阳区潘家园南里 19 号
邮　　编：100021
E - mail: pmph @ pmph.com
购书热线：010-59787592　010-59787584　010-65264830
印　　刷：北京汇林印务有限公司
经　　销：新华书店
开　　本：787 × 1092　1/16　　印张：14
字　　数：331 千字
版　　次：2016 年 3 月第 1 版　2016 年 3 月第 1 版第 1 次印刷
标准书号：ISBN 978-7-117-22013-2/R · 22014
定　　价：98.00 元

打击盗版举报电话：010-59787491　E-mail: WQ @ pmph.com
（凡属印装质量问题请与本社市场营销中心联系退换）

口腔住院医师专科技术图解丛书

总 主 编　樊明文（武汉大学口腔医学院）
葛立宏（北京大学口腔医学院）
葛林虎（广州医科大学口腔医学院）

各分册主编（以姓氏笔画为序）
王丽萍（广州医科大学口腔医学院）
朴正国（广州医科大学口腔医学院）
江千舟（广州医科大学口腔医学院）
李成章（武汉大学口腔医学院）
杨雪超（广州医科大学口腔医学院）
张清彬（广州医科大学口腔医学院）
陈建明（广州医科大学口腔医学院）
周　　刚（武汉大学口腔医学院）
郭吕华（广州医科大学口腔医学院）
曾素娟（广州医科大学口腔医学院）
张　　倩（广州医科大学口腔医学院）

丛书总主编简介

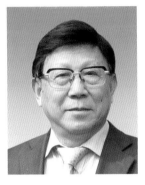

樊明文

武汉大学口腔医学院名誉院长、教授、博导。2013年被台湾中山医学大学授予名誉博士学位。享受国家级政府特殊津贴；国家级有突出贡献专家；国家级教学名师，"中国医师奖"获得者。兼任中华口腔医学会名誉会长、全国高等学校口腔医学专业教材评审委员会顾问、《口腔医学研究杂志》主编等职务。

多年来主要从事龋病、牙髓病的基础和临床研究。共发表论文200余篇，其中SCI收录第一作者或通讯作者论文70篇。2009年获国家科技进步二等奖；主持国家、省、市级科研项目15项，主编专著近20部。培养博士63名，硕士90名，其中指导的两篇博士研究生论文获2005年度全国优秀博士学位论文及2007年度湖北省优秀博士论文。

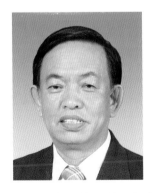

葛立宏

北京大学口腔医学院主任医师、教授、博士研究生导师。中华口腔医学会儿童口腔医学专业委员会前任主任委员，中华口腔医学会镇静镇痛专家组组长，北京市健康教育协会口腔医学专业委员会主任委员，国际儿童牙科学会（IAPD）理事，亚洲儿童口腔医学会（PDAA）理事，亚洲牙齿外伤学会（AADT）副会长。《国际儿童牙科杂志》（JIPD）编委，《美国牙医学会杂志》（中文版）等5本中文杂志编委。国际牙医学院院士，香港牙科学院荣誉院士。

国家级精品课程负责人（儿童口腔医学），国家级临床重点专科"儿童口腔医学"学科带头人，全国统编教材《儿童口腔医学》第4版主编，第2版北京大学长学制教材《儿童口腔医学》主编，北京大学医学部教学名师。近年来在国内外杂志发表学术论文82篇，主编主译著作7部、参编著作8部，主持国家自然科学基金等科研项目13项。指导培养已毕业博士27名，硕士14名。

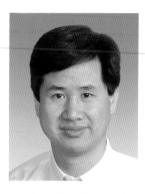

葛林虎

现任广州医科大学附属口腔医院院长。教授,主任医师,博士,硕士研究生导师。兼任广州市 3D 打印技术产业联盟副理事长、广东省保健协会口腔保健专业委员会第一届名誉主任委员、广东省口腔医师协会第一届理事会副会长、中华医院管理协会理事会理事,广东省口腔医学会第三届理事会理事、广东省医院协会口腔医疗管理分会副主任委员。担任《口腔医学研究》副主编,《中国现代医学杂志》、《中国内镜杂志》、《中国医学工程杂志》副主编;曾获得恩德思医学科学"心胸血管外科专业杰出成就奖"和"内镜微创名医奖"。

丛书总序

广州医科大学口腔医学院是一所年轻的院校。自创办至今,不足十个年头。10 年时间,仅仅是人类历史长河中的一瞬,但作为一所新兴院校,却走过了一段艰难的历程。

办院伊始,一群年轻的学者和有识之士,聚集在当时广州医学院口腔医院的大旗下,排除万难,艰苦创业。随后一批批院校毕业生怀着创业的梦想,奔赴广州。此时他们深深感到,要培养出合格的人才,必须要有一批好教师,而要做一名好教师,首先应该做一个好医生。此时他们迫切感受到需要有一套既具体又实用的临床指导丛书,以帮助年轻医生提高临床专业水平。只有让他们首先完善了自我,才能更好地培训下一代青年。

在这种情况下,由院长葛林虎教授倡议,集中该校的精英力量,并学习足球俱乐部经验,适当聘请一些外援,编写一整套临床专业指导丛书,以指导青年医师学习,同时也可供高年级学生和临床研究生参考。

为了编好这套丛书,武汉大学樊明文教授、北京大学葛立宏教授和广州医科大学葛林虎教授共同精心策划,确定了编写一套"口腔住院医师专科技术图解丛书",其内容涉及牙体牙髓科、口腔修复科、口腔外科门诊、口腔黏膜科、牙周科、儿童口腔科、种植科、正畸科等各专业共 11 本。

全套书的编写要求以实体拍摄照片为主,制图为辅。力争做到每个临床操作步骤清晰,层次清楚,适当给予文字说明,让其具有可读性、可操作性,使读者容易上手。

为了保证图书质量,特邀请武汉大学牙周科李成章教授、黏膜科周刚教授客串编写了丛书中的两本,图文并茂,写作严谨,易懂易学。整套丛书在写作过程中得到了国内外许多同行的支持和帮助。

为了进一步提高图书的质量,以便再版时更正和补充,我们诚恳地希望各位读者、专家提出宝贵意见。

书成之日,再次感谢参加编写该系列丛书的专家和同仁,希望这套丛书对提高大家的临床技术能起到一些辅助作用。

樊明文　葛立宏　葛林虎
2016 年 1 月

前　言

口腔黏膜病病因复杂、病种繁多、临床表现各异,缺乏特效的药物和方法,因而具有"病因难明、诊断难定、治疗难愈"的特点,历来是口腔科诊疗工作中的难点。口腔医师在接诊口腔黏膜病患者时,常常会面临各种各样的临床问题,例如"本病的诊断是什么?"、"本病如何与其他相似疾病相鉴别?"、"需要做哪些进一步的检查?"、"如何制订本病的治疗方案?"、"治疗本病有哪些常用的药物?"、"本病的预后如何?"、"怎样预防?"等等。

为了帮助广大口腔医师解决上述问题,尽快提高对口腔黏膜病的临床诊疗技能,我们希望能够编写出一本集科学性、实用性、指导性为一体的椅旁教程。要达到这一目标,相较于以往传统的理论学习方式,采用临床病例与临床问题两者相结合的模式也许是更好的选择。因此,在本书中,我们采取了一种"以真实病例为载体、以临床问题为导向、以诊疗过程为框架"的全新模式来进行内容的编撰。

本书最独特之处在于,我们完全按照平时临床诊疗的全过程进行构建,先从介绍病例的基本情况、叙述病史开始,继而进行临床及实验室检查,然后是诊断、鉴别诊断、治疗、预后等内容。在各个环节中,我们都提出了与诊疗内容紧密相关的问题,这些问题都是临床实践中常遇到且亟需解决的问题,通过一问一答的形式来对疾病的各个部分进行阐述和解析。另外还设置讨论部分对疾病病因、临床分类等内容进行补充。在部分章节中,我们还介绍了一些较为前沿的诊断标准和治疗方法,供有兴趣的读者参考。我们希望通过这种新的模式,使读者在阅读过程中能够最大限度地还原临床场景,达到临床实践与理论学习的有机结合。同时也借此帮助读者形成"在诊疗中思考问题、解决问题"的临床思维模式,以最直接的方式提高诊治口腔黏膜病的能力。

本书的另一个突出特点在于,我们选取的每一个病例的临床资料齐备,且均附有精致和典型的临床图片,使读者能够更为直观地理解疾病的临床表现和病损特点。部分病种还附有不同类型的病损以及疾病治疗前后的对比图片,这使得整本书的内容更加形象生动。

全书共分为十一章,选取的所有病例均来自于武汉大学口腔医学院口腔黏膜病科。为了突出本书的临床实用价值,我们在病种的选取上,尽可能地涵盖口腔黏膜病的多发病和常见病,以期为口腔医师提供一个最基本的借鉴。

本书的最终成稿,除了各位编者的辛勤工作外,还要感谢武汉大学口腔医学院徐学义教授在本书编撰过程中给予的支持与鼓励,也要感谢博士研究生叶小静、谭雅芹,硕士研究生卫明慧、陈冠影、张娜、韩筱在编写和审校中付出的努力。

为了进一步提高本书的质量,以供再版时修改,诚恳地希望各位读者、专家提出宝贵意见。

望本书能够为致力于口腔黏膜病诊疗工作的您提供参考和帮助,希望我们共同努力,不断提高口腔黏膜病的临床诊疗水平,共同为广大患者造福!

周　刚

2016 年 1 月

目 录

第一章　口腔黏膜感染性疾病 ··· 1

　　第一节　单纯疱疹 ··· 1

　　第二节　三叉神经带状疱疹 ··· 6

　　第三节　手足口病 ··· 11

　　第四节　口腔念珠菌病 ··· 16

　　第五节　口腔结核 ··· 22

　　第六节　球菌性口炎 ··· 26

　　第七节　坏死性龈口炎 ··· 29

第二章　口腔黏膜溃疡类疾病 ··· 34

　　第一节　复发性阿弗他溃疡 ··· 34

　　第二节　白塞病 ··· 42

　　第三节　创伤性溃疡 ··· 48

　　第四节　放射性口炎 ··· 51

第三章　口腔黏膜大疱类疾病 ··· 56

　　第一节　天疱疮 ··· 56

　　第二节　黏膜类天疱疮 ··· 62

第四章　口腔黏膜超敏反应性疾病 ··· 68

　　第一节　血管神经性水肿 ··· 68

　　第二节　药物过敏性口炎 ··· 71

　　第三节　过敏性接触性口炎 ··· 76

　　第四节　多形性红斑 ··· 79

第五章　口腔黏膜斑纹类疾病 ··· 87

　　第一节　口腔白色角化病 ··· 87

　　第二节　口腔白斑 ··· 89

第三节　口腔红斑……………………………………………………………………94

第四节　口腔扁平苔藓………………………………………………………………96

第五节　盘状红斑狼疮………………………………………………………………105

第六节　口腔黏膜下纤维性变………………………………………………………110

第六章　唇舌疾病………………………………………………………………………115

第一节　慢性非特异性唇炎…………………………………………………………115

第二节　腺性唇炎……………………………………………………………………118

第三节　肉芽肿性唇炎………………………………………………………………121

第四节　光化性唇炎…………………………………………………………………124

第五节　口角炎………………………………………………………………………127

第六节　地图舌………………………………………………………………………130

第七节　沟纹舌………………………………………………………………………132

第八节　萎缩性舌炎…………………………………………………………………134

第九节　舌乳头炎……………………………………………………………………137

第十节　正中菱形舌炎………………………………………………………………139

第十一节　毛舌………………………………………………………………………141

第十二节　舌淀粉样变性……………………………………………………………144

第七章　艾滋病的口腔表征……………………………………………………………147

第八章　性传播疾病的口腔表征………………………………………………………154

第一节　梅毒…………………………………………………………………………154

第二节　淋病…………………………………………………………………………158

第三节　尖锐湿疣……………………………………………………………………160

第九章　系统疾病的口腔表征…………………………………………………………164

第一节　缺铁性贫血…………………………………………………………………164

第二节　巨幼细胞贫血………………………………………………………………167

第三节　白血病………………………………………………………………………170

第四节　血小板减少性紫癜…………………………………………………………173

第五节　维生素 B_2 缺乏症………………………………………………………176

第六节　烟酸缺乏症…………………………………………………………………179

第十章　口腔黏膜肉芽肿性疾病………………………………………………………183

第一节　化脓性肉芽肿………………………………………………………………183

　　第二节　口面部肉芽肿病···185

第十一章　口腔黏膜相关综合征···190

　　第一节　灼口综合征···190
　　第二节　干燥综合征···194
　　第三节　Ramsay-Hunt 综合征···199
　　第四节　梅 - 罗综合征···201

第一章
口腔黏膜感染性疾病

第一节 单纯疱疹

【病例简介】

患者,女性,5 岁。

主诉:口腔溃疡 5 天。

现病史:5 天来患儿口腔出现溃疡,伴烦躁、哭闹,发病前曾有发热史,经他院抗感染治疗后,发热消退,但溃疡至今未愈。

既往史:否认其他系统病史,否认过敏史。

【临床检查】

舌背、下唇、双颊成簇水疱及糜烂,部分融合成片,形状不规则,上覆假膜,周围黏膜充血,全口牙龈充血肿胀(图 1-1)。

【诊断】

Q:本病的诊断是什么?

原发性疱疹性龈口炎。

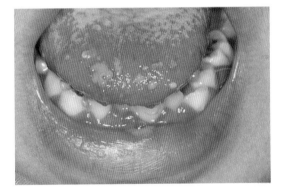

图 1-1 原发性疱疹性龈口炎

舌背、下唇糜烂,下颌牙龈红肿

(武汉大学口腔医学院供图)

Q:单纯疱疹的诊断依据是什么?

1. 原发性感染多见于婴幼儿,急性发作,全身反应较重。复发性感染多见于成人,全身反应较轻。发病前多有发热史或导致免疫功能低下的诱因。

2. 病损特点为口腔黏膜或口周皮肤出现成簇样小水疱,疱破后形成不规则糜烂。

3. 原发性病损发生于口腔各处黏膜,包括角化和非角化黏膜;复发性病损多见于唇部或口周皮肤。

Q:本病需要与哪些疾病相鉴别?

原发性疱疹性龈口炎与其他疾病的鉴别要点,见表 1-1。

表 1-1 原发性疱疹性龈口炎与其他疾病的鉴别诊断

	原发性疱疹性龈口炎	疱疹型复发性阿弗他溃疡	三叉神经带状疱疹	手足口病	疱疹性咽峡炎	多形性红斑
病因	单纯疱疹病毒	免疫、情绪、遗传等多因素	水痘-带状疱疹病毒	柯萨奇病毒A_{16}、肠道病毒EV_{71}等	柯萨奇病毒A_4	药物、食物等致敏、寒冷、感染等或无明显诱因
好发年龄	婴幼儿	成人	成人	儿童	儿童	青壮年
发作情况	急性发作	反复发作	急性发作	急性发作	急性发作	急性发作
病损特点	成簇样小水疱,疱破后形成不规则糜烂,有融合趋势,常伴牙龈炎症,可有皮肤损害	散在小溃疡,无融合趋势,少累及牙龈等角化黏膜,不伴皮肤损害	聚集成簇的小水疱或糜烂,沿三叉神经走向分布,不越过中线,疼痛明显	口腔黏膜、手足皮肤出现散在水疱、丘疹等,周围伴红晕,口腔病损可破溃形成溃疡	病损仅限口腔后份及咽部,为丛集成簇的小水疱,破溃后形成溃疡,不伴牙龈损害	口腔黏膜广泛充血红肿,可见水疱,疱破后形成大面积糜烂面,上覆厚假膜,皮损多样,靶形红斑为典型特征
全身情况	全身反应较重	全身反应较轻	低热、乏力症状	前驱期有发热、困倦、局部淋巴结肿痛	全身反应较轻	轻型全身症状较轻,重型常有严重的全身症状

【治疗】

Q:单纯疱疹的治疗原则是什么?

1. 发病早期及时、足量使用抗病毒药物,原则上禁用糖皮质激素。
2. 局部注意消毒防腐,控制继发感染,促进糜烂愈合。
3. 增强机体免疫功能。
4. 对症和支持疗法。

Q:治疗单纯疱疹的常用药物有哪些?

(一)局部用药

1. 溶液剂

(1) 复方氯己定含漱液(compound chlorhexidine solution)

（2）复方硼砂溶液（compound borax solution）

（3）依沙吖啶溶液（ethacridine solution）

（4）聚维酮碘含漱液（povidone iodine solution）

（5）过氧化氢溶液（hydrogen peroxide solution）

2. 口含片

（1）利巴韦林含片（ribavirin buccal tablets）

（2）西地碘含片（cydiodine buccal tablets）

（3）西吡氯铵含片（cetylpyridinium chloride buccal tablets）

（4）氯己定含片（chlorhexidine buccal tablets）

（5）溶菌酶含片（lysozyme buccal tablets）

3. 凝胶剂

（1）重组人表皮生长因子凝胶（recombinant human epidermal growth factor hydrogel）

（2）重组牛碱性成纤维细胞生长因子凝胶（recombinant bovine basic fibroblast growth factor gel）

4. 喷雾剂

（1）重组人表皮生长因子喷剂（recombinant human epidermal growth factor spray）

（2）重组人干扰素 α-2b 喷雾剂（recombinant human interferon α-2b spray）

5. 膏剂（治疗唇疱疹）

（1）阿昔洛韦软膏（aciclovir ointment）

（2）喷昔洛韦乳膏（penciclovir cream）

（3）酞丁安软膏（ftibamzone ointment）

6. 中成药散剂

（1）锡类散

（2）养阴生肌散

（3）西瓜霜粉剂

（二）全身用药

1. 抗病毒药

（1）核苷类抗病毒药：阿昔洛韦（aciclovir）、伐昔洛韦（valaciclovir）、泛昔洛韦（famciclovir）、更昔洛韦（ganciclovir）。

（2）利巴韦林（ribavirin）

（3）阿糖腺苷（vidarabine）

2. 免疫增强剂

（1）匹多莫德（pidotimod）

（2）转移因子（transfer factor）

（3）聚肌苷酸 - 聚胞苷酸（polyinosinic acid-polycytidylic acid）

（4）卡介菌多糖核酸（BCG-polysaccharide and nucleic acid）

（5）胸腺肽（thymosin）

3. 镇痛药

(1) 布洛芬(ibuprofen)

(2) 双氯芬酸钠(diclofenac sodium)

(3) 阿司匹林(aspirin)

4. 维生素类

(1) 维生素 C(vitamin C)

(2) 复合维生素 B(compound vitamin B)

5. 中成药

(1) 口炎颗粒

(2) 抗病毒颗粒

(3) 板蓝根颗粒

Q:如何制订本病的治疗方案?

(一)局部用药

1. 消毒防腐制剂　复方氯己定含漱液,含漱或稀释后清洗患儿口腔,3 次 / 日;或 1%~3% 过氧化氢溶液,含漱,3 次 / 日。

2. 局部抗病毒药　利巴韦林含片,含服,50mg/ 次,4~6 次 / 日;或西吡氯铵含片,含服,2mg/ 次,3~4 次 / 日。

3. 生物制剂　重组人表皮生长因子凝胶或重组牛碱性成纤维细胞生长因子凝胶,涂布患处,1 次 / 日;或重组人表皮生长因子喷剂,喷涂患处,1~2 次 / 日;或重组人干扰素 α-2b 喷雾剂,喷涂患处,1~2 次 / 日。

4. 对于复发性唇疱疹患者,可选阿昔洛韦软膏,或喷昔洛韦乳膏,或酞丁安软膏,涂布患处,3 次 / 日。

(二)全身用药

1. 抗病毒药　阿昔洛韦片,口服,200mg/ 次,5 次 / 日,或 400mg/ 次,3 次 / 日;或伐昔洛韦片,口服,1000mg/ 次,2 次 / 日;或利巴韦林片,口服,300mg/ 次,3 次 / 日。病情严重者,可使用阿昔洛韦注射液稀释后缓慢静脉滴注(持续 1~2 小时),一次用量 5mg/kg,3 次 / 日。

2. 免疫增强剂　若患者免疫力低下,可使用免疫增强剂,可选匹多莫德片,口服,800mg/ 次,2 次 / 日;或转移因子胶囊,口服,6mg/ 次,3 次 / 日;或聚肌苷酸 - 聚胞苷酸注射液,肌内注射,2mg/ 次,隔日 1 次。

3. 对症和支持疗法　疼痛明显者可给予解热镇痛药,布洛芬缓释胶囊,口服,0.3~0.6g/ 次,2 次 / 日;也可选双氯芬酸钠或阿司匹林口服。

4. 酌情选用中成药　抗病毒颗粒,冲服,12~24g/ 次,3 次 / 日;或板蓝根颗粒,5~10g/ 次,3 次 / 日。

(三)物理治疗

1. 对较大糜烂病损,可采用超声雾化治疗,配伍药物可选庆大霉素注射液 1ml+ 地塞米松注射液 1ml+ 糜蛋白酶 5mg,混匀后超声雾化吸入,1~2 次 / 日。

2. 对复发性唇疱疹,可采用氦氖激光治疗,局部照射点功率密度 100mW/cm²,照射时间为 1~2 分钟 / 次,1 次 / 日。

【讨论】

Q:单纯疱疹的病因是什么?

由单纯疱疹病毒感染引起。引发人体感染的单纯疱疹病毒主要分为两个血清型:Ⅰ型单纯疱疹病毒主要引起口咽部黏膜、腰部以上皮肤及脑的感染;Ⅱ型单纯疱疹病毒主要引起腰部以下皮肤及生殖器的感染,但亦存在交叉感染现象。

Q:口腔单纯疱疹可有哪些临床特征?

1. 原发性疱疹性龈口炎(图 1-2)

(1) 好发于婴幼儿。

(2) 有较严重的前驱症状,如发热、头痛、全身肌肉酸痛、咽喉肿痛等。

(3) 全口或局部牙龈充血肿胀,易出血。

(4) 口腔黏膜成簇样小水疱,水疱易破溃,形成不规则、融合成片的糜烂,上覆黄色假膜,唇和口周皮肤病损破溃后形成痂壳。

(5) 病程约 7~10 天。

2. 复发性疱疹性口炎(图 1-3)

(1) 好发于成人。

(2) 全身反应较轻,局部有灼痛、麻胀感。

(3) 病损一般位于口唇或口周皮肤,故又称复发性唇疱疹。复发损害亦可累及牙龈、硬腭等部位。

(4) 病损特征为口唇或口周皮肤成簇样的小水疱,疱破后形成糜烂,上覆痂壳。

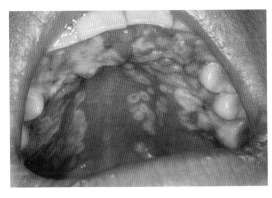

图 1-2 原发性疱疹性龈口炎
上腭及牙龈可见成簇样小水疱及融合成片的糜烂面
(武汉大学口腔医学院供图)

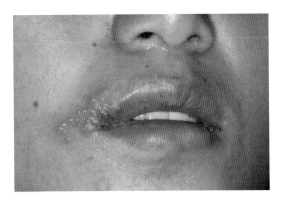

图 1-3 复发性唇疱疹
右口角及口周皮肤可见成簇样小水疱,口角结痂
(武汉大学口腔医学院供图)

(5) 病损约 7~10 天,愈合后不留瘢痕,可有色素沉着。

【预后】

1. 预后一般良好。

2. 极少数播散性感染的患者可引起疱疹性脑膜炎。

3. 如有诱因存在,可反复发作。

【预防】

1. 单纯疱疹病毒可经口 - 呼吸道传播或通过接触病灶传染,应避免接触婴幼儿及免疫功能低下的人群。

2. 保持口腔卫生。

3. 提高机体免疫功能,加强锻炼和营养,避免劳累、熬夜、不良情绪等。

第二节　三叉神经带状疱疹

【病例简介】

患者,男性,65 岁。

主诉:下唇周围皮肤起疱伴口腔溃疡 8 天。

现病史:近 8 天来下唇周围皮肤起较多水疱,口腔出现溃疡,疼痛剧烈,经他院抗感染治疗无效,今来我院就诊。

既往史:否认其他系统病史,否认过敏史。

【临床检查】

舌背左侧黏膜及左下前牙区牙龈糜烂,上覆假膜。左下颌口周皮肤可见成簇样糜烂,上覆痂皮。所有病损均未超过中线(图 1-4、图1-5)。

【诊断】

Q:本病的诊断是什么?

三叉神经带状疱疹。

Q:三叉神经带状疱疹的诊断依据是什么?

1. 好发于年老体弱者。

2. 单侧颌面部皮肤和口腔黏膜出现沿神经支分布的成簇样水疱或糜烂,范围不超过中线。

3. 常伴有剧烈的神经痛。

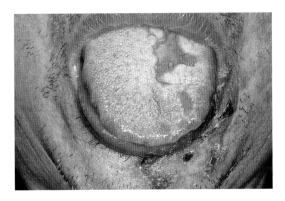

图 1-4　三叉神经带状疱疹

舌背左侧黏膜及左下颌口周皮肤可见成簇样

糜烂,上覆假膜或痂皮,病损均未超过中线

(武汉大学口腔医学院供图)

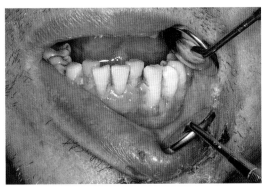

图 1-5　三叉神经带状疱疹

左下前牙区牙龈糜烂

(武汉大学口腔医学院供图)

4. 诊断一般可不依赖实验室检查,必要时可从疱疹基底部取材进行涂片检查,或用单克隆抗体检测病毒抗原。

Q:本病如何和其他疾病相鉴别?

根据该病特征性的单侧、沿神经支分布的皮肤 - 黏膜疱疹或糜烂病损以及剧烈的神经痛,可与其他疾病相鉴别。鉴别要点详见本章第一节。

【治疗】

Q:三叉神经带状疱疹的治疗原则是什么?

1. 尽早开始抗病毒治疗。

2. 增强机体免疫功能。

3. 全身对症、支持治疗,给予止痛及营养神经药物。

4. 局部消毒、防腐、控制继发感染。

5. 慎用糖皮质激素,但病情严重者在疾病早期可考虑给予糖皮质激素以消炎止痛,防止脑神经及眼部损伤,应全身同时给予抗病毒和抗菌药物,避免感染扩散。

6. 防治并发症的发生发展,如出现眼、耳、神经等损害,应及时转入相关科室联合治疗。

Q:治疗三叉神经带状疱疹的常用药物有哪些?

(一)局部用药

1. 溶液剂

(1) 复方氯己定含漱液(compound chlorhexidine solution)

(2) 复方硼砂溶液(compound borax solution)

(3) 依沙吖啶溶液(ethacridine solution)

（4）聚维酮碘含漱液（povidone iodine solution）

（5）过氧化氢溶液（hydrogen peroxide solution）

2. 口含片

（1）利巴韦林含片（ribavirin buccal tablets）

（2）西地碘含片（cydiodine buccal tablets）

（3）西吡氯铵含片（cetylpyridinium chloride buccal tablets）

（4）氯己定含片（chlorhexidine buccal tablets）

（5）溶菌酶含片（lysozyme buccal tablets）

3. 凝胶剂

（1）重组人表皮生长因子凝胶（recombinant human epidermal growth factor hydrogel）

（2）重组牛碱性成纤维细胞生长因子凝胶（recombinant bovine basic fibroblast growth factor gel）

（3）重组人干扰素 α-2b 凝胶（recombinant human interferon α-2b gel）

（4）复方苯佐卡因凝胶（compound benzocaine gel）

（5）复方甘菊利多卡因凝胶（compound chamomile and lidocaine hydrochloride gel）

4. 喷雾剂

（1）重组人表皮生长因子喷剂（recombinant human epidermal growth factor spray）

（2）重组人干扰素 α-2b 喷雾剂（recombinant human interferon α-2b spray）

5. 膏剂

（1）阿昔洛韦软膏（aciclovir ointment）

（2）喷昔洛韦乳膏（penciclovir cream）

（3）酞丁安软膏（ftibamzone ointment）

6. 滴眼液

（1）阿昔洛韦滴眼液（aciclovir eye drops）

（2）喷昔洛韦滴眼液（penciclovir eye drops）

7. 中成药散剂

（1）锡类散

（2）养阴生肌散

（3）西瓜霜粉剂

（二）全身用药

1. 抗病毒药

（1）核苷类抗病毒药：阿昔洛韦（aciclovir）、伐昔洛韦（valaciclovir）、泛昔洛韦（famciclovir）、更昔洛韦（ganciclovir）。

（2）溴夫定片（brivudine tablets）

（3）利巴韦林（ribavirin）

（4）阿糖腺苷（vidarabine）

2. 免疫增强剂

(1）干扰素（interferon）

(2）匹多莫德（pidotimod）

(3）转移因子（transfer factor）

(4）聚肌苷酸 - 聚胞苷酸（polyinosinic acid-polycytidylic acid）

(5）胸腺肽（thymosin）

3. 组胺 H_2 受体拮抗剂　西咪替丁（cimetidine）。

4. 镇痛药

(1）布洛芬（ibuprofen）

(2）双氯芬酸钠（diclofenac sodium）

(3）阿司匹林（aspirin）

(4）卡马西平（carbamazepine）

5. 维生素类

(1）维生素 B_1（vitamin B_1）

(2）维生素 B_{12}（vitamin B_{12}）

(3）维生素 C（vitamin C）

6. 中成药

(1）抗病毒颗粒

(2）板蓝根颗粒

Q:如何制订本病的治疗方案?

（一）局部用药

1. 消毒防腐制剂　复方氯己定含漱液,含漱或湿敷颌面部患处,3 次 / 日;或复方硼砂溶液,1：5 稀释后含漱或湿敷颌面部患处,3 次 / 日;或 1% 聚维酮碘溶液,含漱或湿敷颌面部患处,3 次 / 日。

2. 局部抗病毒药　利巴韦林含片,含服,50mg/ 次,4~6 次 / 日;或西吡氯铵含片,含服,2mg/ 次,3~4 次 / 日。颌面部病损可选阿昔洛韦软膏或喷昔洛韦乳膏,涂布患处,3~4 次 / 日。

3. 生物制剂　重组人表皮生长因子凝胶或重组牛碱性成纤维细胞生长因子凝胶,涂布患处,1 次 / 日;或重组人表皮生长因子喷剂,喷涂患处,1~2 次 / 日;或重组人干扰素 α-2b 凝胶或喷雾剂,涂布或喷涂患处,1~2 次 / 日。

4. 局部止痛药物　复方苯佐卡因凝胶,涂布患处,3 次 / 日;或复方甘菊利多卡因凝胶,涂布患处,3 次 / 日。

（二）全身用药

1. 抗病毒药　阿昔洛韦片,口服,800mg/ 次,5 次 / 日;或伐昔洛韦片,口服,1000mg/ 次,3 次 / 日;或泛昔洛韦片,口服,500mg/ 次,3 次 / 日。病情严重者,可使用更昔洛韦注射液稀释后缓慢静脉滴注(持续 1~2 小时),一次用量 5mg/kg,2 次 / 日。对于免疫功能正常的成年患者,还可使用溴夫定片,口服,125mg/ 次,1 次 / 日,每天尽量在相同时间服药。

2. 免疫增强剂 聚肌苷酸 - 聚胞苷酸注射液,肌内注射,1~2mg/ 次,2~3 日 / 次;或转移因子胶囊,口服,6mg/ 次,3 次 / 日;胸腺肽肠溶片,口服,20mg/ 次,1~3 次 / 日。

3. 对症和支持治疗 疼痛明显者给予镇痛药,布洛芬缓释胶囊,口服,0.3~0.6g/ 次,2 次 / 日;或双氯芬酸钠缓释片,口服,0.1g/ 次,1 次 / 日;或卡马西平片,口服,初时 0.5 片 / 次,逐渐增至 1 片 / 次,3 次 / 日。

4. 维生素类 可选用具有营养神经作用的维生素,以预防疱疹后遗神经痛的发生,可选维生素 B_1 片,口服,10mg/ 次,3 次 / 日;维生素 B_{12} 注射液,肌注,0.2mg/ 次,1 次 / 日。

5. 酌情选用中成药 抗病毒颗粒,冲服,12~24g/ 次,3 次 / 日;或板蓝根颗粒,冲服,5~10g/ 次,3 次 / 日。

6. 为预防并发症的发生,早期可应用小剂量糖皮质激素:可用泼尼松片,口服,15~30mg/ 次,晨起 7:00~8:00 顿服。但需谨慎选择适应证,且用药期间同时给予抗病毒和抗菌药物。

(三) 物理治疗

1. 口内较大病损,可采用超声雾化治疗,1~2 次 / 日。

2. 颌面部病损可使用毫米波、紫外线、红外线等特殊波段局部照射治疗,1 次 / 日。

【讨论】

Q:三叉神经带状疱疹的病因是什么?

由水痘 - 带状疱疹病毒引起。该病毒的初次感染一般好发于儿童,可引起水痘。带状疱疹为该病毒的复发感染形式,主要好发于免疫功能低下的成年人及老年人。带状疱疹发作后可获得终身免疫,一般不再复发。

Q:本病可有哪些临床特征?

1. 损害发生于单侧颌面部皮肤和口腔黏膜,不超越中线。

2. 颌面部皮肤出现成簇样水疱,病损沿三叉神经的三支呈带状分布。

3. 口腔黏膜出现密集水疱,破溃后形成糜烂。

4. 常伴有剧烈的神经痛,在病损完全消退后可持续 1~6 个月以上,称为带状疱疹后遗神经痛(postherpetic neuralgia,PHN),多见于老年患者。

5. 本病终身免疫,极少复发。

【预后】

1. 预后一般良好,自然病程 2~4 周。

2. 皮肤病损愈合后可形成瘢痕或色素沉着。

3. 年老体弱或治疗不当者,病情可较重,病程延长,可遗留较严重的后遗症,如眼、耳部疾患,面瘫、后遗神经痛、持久性脑神经麻痹等。

4. 多数患者可获得终生免疫,个别免疫功能缺陷患者可出现复发。

【预防】

1. 增强机体免疫力,以防止病毒感染的发生。

2. 年老体弱者应少去公共场所,注意适量体育锻炼,均衡营养饮食,保持良好作息规律,避免劳累,保持心情舒畅。

3. 积极治疗全身系统性疾病。

4. 长期使用糖皮质激素或免疫抑制药的患者应注意预防本病的发生。

第三节　手足口病

【病例简介】

患者,女性,3 岁。

主诉:口腔溃疡伴手足起疱 3 天。

现病史:患儿 3 天前晨起发热,之后口腔出现溃疡,伴疼痛,影响进食,手足出现水疱,未经诊治。

既往史:否认全身系统疾病史,否认过敏史。

【临床检查】

右颊、舌部、下唇可见十余处溃疡面,直径2~3mm,上覆假膜,周围黏膜充血。手掌、指腹、足底可见散在透明水疱(图 1-6~ 图 1-8)。患儿

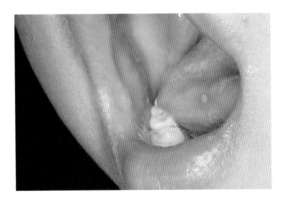

图 1-6　手足口病

右颊、舌部、下唇溃疡,上覆假膜,周围黏膜充血

(武汉大学口腔医学院供图)

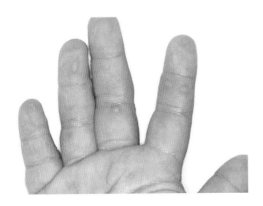

图 1-7　手足口病

手掌、指腹散在透明水疱

(武汉大学口腔医学院供图)

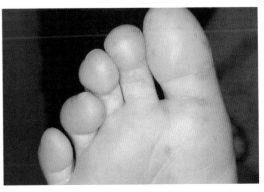

图 1-8　手足口病

足底散在透明水疱

(武汉大学口腔医学院供图)

烦躁、流涎,体温 37.6℃。

【诊断】

Q:本病的诊断是什么?

手足口病。

Q:手足口病的诊断依据有哪些?

1. 在流行季节(夏秋季)发病,常见于学龄前儿童,5 岁以下婴幼儿多见。

2. 患儿出现发热、咽痛、流涎、拒食、烦躁等全身症状,部分病例可无发热。

3. 口腔黏膜散在溃疡。

4. 皮肤疱疹呈离心性分布,多见于手掌、足底及臀部。

5. 根据以上表现,仅可作临床诊断依据,确诊需结合病原学或血清学检查进行。

6. 无皮疹病例,临床不宜诊断为手足口病。

Q:手足口病如何确诊?

根据《手足口病诊疗指南(2010 年版)》,手足口病临床诊断病例具有下列之一者即可确诊:

1. 肠道病毒(CoxA16、EV71 等)特异性核酸检测阳性。

2. 分离出肠道病毒,并鉴定为 CoxA16、EV71 或其他可引起手足口病的肠道病毒。

3. 急性期与恢复期血清 CoxA16、EV71 或其他可引起手足口病的肠道病毒中和抗体有 4 倍以上的升高。

Q:手足口病可有哪些临床分类?

根据《手足口病诊疗指南(2010 年版)》,手足口病可按照症状的严重程度分为普通病例和重症病例:

1. 普通病例 手、足、口、臀部皮疹,伴或不伴发热。

2. 重症病例

(1)重型:出现神经系统受累表现。如:精神差、嗜睡、易惊、谵妄;头痛、呕吐;肢体抖动,肌阵挛、眼球震颤、共济失调、眼球运动障碍;无力或急性弛缓性麻痹;惊厥。体征可见脑膜刺激征,腱反射减弱或消失。

(2)危重型:出现下列情况之一者:

1)频繁抽搐、昏迷、脑疝。

2)呼吸困难、发绀、血性泡沫痰、肺部啰音等。

3)休克等循环功能不全表现。

Q:如何早期识别手足口病的重症病例?

根据《手足口病诊疗指南(2010 年版)》,具有以下特征,尤其 3 岁以下的患者,有可能在短期内发展为危重病例,应密切观察病情变化,进行必要的辅助检查,有针对性地做好救治工作。

1. 持续高热不退。

2. 精神差、呕吐、易惊、肢体抖动、无力。

3. 呼吸、心率增快。

4. 出冷汗、末梢循环不良。

5. 高血压。

6. 外周血白细胞计数明显增高。

7. 高血糖。

Q:本病需与哪些疾病进行鉴别?

1. 手足口病与单纯疱疹和疱疹性咽峡炎的鉴别要点,详见本章第一节。

2. 手足口病与水痘鉴别要点　见表1-2。

表1-2　手足口病与水痘鉴别要点

	手足口病	水痘
病因	柯萨奇病毒 A16、肠道病毒 EV71 等	水痘 - 带状疱疹病毒
病程	5~10 天	2~3 周
皮疹分布	离心性分布,多见于手掌、足底及臀部	前后胸、腹背部等躯干部位
预防	无预防疫苗	可接种疫苗

【治疗】

Q:手足口病的口腔科治疗原则有哪些?

1. 手足口病属国家丙类法定传染病,口腔医师一旦发现手足口病患者,应严格按照《中华人民共和国传染病防治法》和《传染病信息报告管理规范》的有关规定及时上报。

2. 普通病例可门诊治疗,并告知患者及家属密切观察,在病情变化时随诊。

3. 全身给予抗病毒、支持、对症等治疗。

4. 局部消炎、止痛、促进溃疡愈合。

5. 重症病例应及时转入儿科住院观察、治疗,危重病例及时收入重症医学科(ICU)救治。

Q:治疗手足口病口腔病损的常用药物有哪些?

(一) 局部用药

1. 溶液剂

(1) 复方氯己定含漱液(compound chlorhexidine solution)

(2) 复方硼砂溶液(compound borax solution)

2. 口含片

(1) 利巴韦林含片(ribavirin buccal tablets)

(2) 西吡氯铵含片(cetylpyridinium chloride buccal tablets)

（3）氯己定含片（chlorhexidine buccal tablets）

3. 凝胶剂

（1）重组人表皮生长因子凝胶（recombinant human epidermal growth factor hydrogel）

（2）重组牛碱性成纤维细胞生长因子凝胶（recombinant bovine basic fibroblast growth factor gel）

4. 喷雾剂

（1）重组人表皮生长因子喷剂（recombinant human epidermal growth factor spray）

（2）重组人干扰素 α-2b 喷雾剂（recombinant human interferon α-2b spray）

（二）全身用药

1. 抗病毒药

（1）利巴韦林（ribavirin）

（2）阿昔洛韦（aciclovir）

（3）更昔洛韦（ganciclovir）

2. 免疫增强剂

（1）匹多莫德（pidotimod）

（2）转移因子（transfer factor）

（3）胸腺肽（thymosin）

（4）甘露聚糖肽（mannatide）

3. 中成药

（1）蓝芩口服液

（2）小儿豉翘清热颗粒

（3）抗病毒颗粒

Q：如何制订本病的治疗方案？

（一）局部用药

1. 消毒防腐制剂　复方氯己定含漱液，含漱或清洗患儿口腔，3 次 / 日。

2. 生物制剂　可选重组人表皮生长因子凝胶或重组牛碱性成纤维细胞生长因子凝胶，涂布患处，1 次 / 天；或重组人表皮生长因子喷剂，喷涂患处，3 次 / 日。

（二）全身用药

1. 抗病毒药　对症治疗，选用具有抗病毒作用的中成药。可选抗病毒颗粒，温水冲服，1.5~3g/ 次，3 次 / 日。

（三）隔离患儿

对患儿生活用品进行定期消毒。

【讨论】

Q：手足口病的病因是什么？

由柯萨奇病毒（Coxsackie virus）A16、肠道病毒 EV71 等多种肠道病毒引起，在我国主要为柯萨奇病毒 A16,但重症病例多由肠道病毒 EV71 引起。

Q:手足口病可有哪些严重并发症?

少数重症病例(尤其是小于 3 岁者)病情进展迅速,在发病 1~5 天左右出现脑膜炎、脑炎(以脑干脑炎最为凶险)、脑脊髓炎、肺水肿、循环障碍等,极少数病例病情危重,可致死亡,存活病例可留有后遗症。

1. 神经系统表现 精神差、嗜睡、易惊、头痛、呕吐、谵妄甚至昏迷;肢体抖动,肌阵挛、眼球震颤、共济失调、眼球运动障碍;无力或急性弛缓性麻痹;惊厥。查体可见脑膜刺激征,腱反射减弱或消失,巴氏征等病理征阳性。

2. 呼吸系统表现 呼吸浅促、呼吸困难或节律改变,口唇发绀,咳嗽,咳白色、粉红色或血性泡沫样痰液;肺部可闻及湿啰音或痰鸣音。

3. 循环系统表现 面色苍灰、皮肤花纹、四肢发凉、指(趾)发绀;出冷汗;毛细血管再充盈时间延长。心率增快或减慢,脉搏浅速或减弱甚至消失;血压升高或下降。

Q:手足口病可做哪些实验室和物理学的检查?

1. 血常规 白细胞计数正常或降低,病情危重者白细胞计数可明显升高。

2. 血生化检查 部分病例可有轻度谷丙转氨酶(ALT)、谷草转氨酶(AST)、肌酸激酶同工酶(CKMB)升高,病情危重者可有肌钙蛋白(cTnI)、血糖升高。C 反应蛋白(CRP)一般不升高。乳酸水平升高。

3. 血气分析 呼吸系统受累时可有动脉血氧分压降低、血氧饱和度下降,二氧化碳分压升高,酸中毒。

4. 脑脊液检查 神经系统受累时可表现为:外观清亮,压力增高,白细胞计数增多,多以单核细胞为主,蛋白正常或轻度增多,糖和氯化物正常。

5. 病原学检查 CoxA16、EV71 等肠道病毒特异性核酸阳性或分离到肠道病毒。咽、气道分泌物、疱疹液、粪便阳性率较高。

6. 血清学检查 急性期与恢复期血清 CoxA16、EV71 等肠道病毒中和抗体有 4 倍以上的升高。

7. 胸 X 线检查 可表现为双肺纹理增多,网格状、斑片状阴影,部分病例以单侧为主。

8. 磁共振 神经系统受累者可有异常改变,以脑干、脊髓灰质损害为主。

9. 脑电图 可表现为弥漫性慢波,少数可出现棘(尖)慢波。

10. 心电图 无特异性改变。少数病例可见窦性心动过速或过缓,Q-T 间期延长,ST-T 改变。

【预后】

1. 大多数为普通病例,1~2 周可自愈,预后良好。

2. 少数病例可出现严重并发症,可致死亡,存活者可留有后遗症。

3. 本病一般不复发,但并非终生免疫。

【预防】

1. 遵循"早发现、早诊断、早治疗"的原则。
2. 及时发现疫情和隔离患者。
3. 如发现聚集性疫情,应及时向卫生和教育部门报告。
4. 对幼儿园儿童每天常规检查,定期对环境进行消毒。
5. 本病流行期间,应做到"洗净手、喝开水、吃熟食、勤通风、晒衣被"等,增强营养,适度锻炼,提高机体免疫力。

第四节　口腔念珠菌病

【病例简介】

患者,女性,68 岁。

主诉:口腔发干 10 天。

现病史:患者 2 周前因慢性咽炎,在他院连续使用头孢等抗生素输液治疗 5 天,咽部症状减轻,近 10 天口腔发干,伴舌部疼痛,未经诊治,今来就诊。

既往史:否认其他系统病史。

【临床检查】

舌背、双颊、上腭后份黏膜充血明显,舌背乳头萎缩,并可见散在白色假膜,假膜呈凝乳状,稍用力可擦去(图 1-9、图1-10),口腔湿润度尚可。

涂片检查:刮取口腔黏膜表面的假膜,显微镜下可见较多芽生孢子和假菌丝,提示念珠菌感染。

HIV 抗体检测:阴性

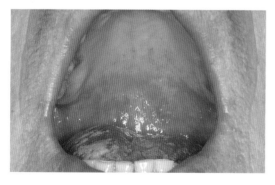

图 1-9　口腔念珠菌病

上腭后份黏膜充血明显

(武汉大学口腔医学院供图)

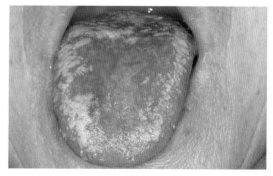

图 1-10　口腔念珠菌病

舌背白色假膜状物,周边黏膜充血发红

(武汉大学口腔医学院供图)

【诊断】

Q：本病的诊断是什么？

口腔念珠菌病。

Q：询问病史应注意哪些方面的问题？

1. 重点询问患者有无重大系统疾病史。

2. 询问近期用药情况，尤其是有无滥用抗生素或长期服用免疫抑制剂等。

3. 询问生活史，如输血史、不安全性接触等。

Q：口腔念珠菌病的诊断要点是什么？

1. 根据病史和临床损害特点作出初步诊断。

2. 通过涂片法、培养法、组织病理学检查、基因诊断等实验室检查可确诊。

Q：本病例需与哪些疾病相鉴别？

假膜型口腔念珠菌病与其他疾病的鉴别见表 1-3。

表 1-3　假膜型口腔念珠菌病与其他疾病的鉴别

	假膜型口腔念珠菌病	球菌性口炎	梅毒黏膜斑	口腔扁平苔藓	口腔白斑病
病因	念珠菌感染	球菌感染	梅毒螺旋体感染	免疫、精神、遗传因素等	不明
病程	急性或慢性	急性	慢性	慢性	慢性
病损特点	乳白色凝乳或丝绒状假膜，可拭去，伴黏膜充血	灰黄色光滑致密假膜，黏膜充血水肿明显	灰白色微隆斑片，不可拭去，边界清，黏膜充血不明显	白色斑纹或网状条纹，不可拭去，伴或不伴黏膜充血糜烂	苍白色粗糙斑块，不可拭去
局部症状	灼痛、口干、味觉异常等	唾液增多，疼痛明显，有炎性口臭	无自觉症状	粗糙不适、刺激痛等	粗糙感或无不适
全身反应	轻或无	区域淋巴结肿大，体温升高，伴有全身反应	皮疹伴全身淋巴结肿大	无	无

【治疗】

Q：口腔念珠菌病的治疗原则是什么？

1. 局部抗真菌治疗为主。

2. 对病情较严重者可考虑全身抗真菌治疗，但应注意其禁忌证。

3. 去除诱发因素,加强营养,增强机体免疫力。禁用广谱抗生素和糖皮质激素。

4. 对于念珠菌性白斑伴上皮异常增生者,应密切随访观察,必要时可考虑手术切除。

Q:治疗口腔念珠菌病的常用药物有哪些?

(一)局部用药

1. 溶液剂

(1) 碳酸氢钠溶液(sodium bicarbonate solution)

(2) 复方氯己定含漱液(compound chlorhexidine solution)

(3) 复方硼砂溶液(compound borax solution)

(4) 聚维酮碘含漱液(povidone iodine solution)

2. 糊剂　制霉菌素糊剂(nystatin paste)

3. 口含片

(1) 咪康唑颊含片(miconazole buccal tablets)

(2) 西吡氯铵含片(cetylpyridinium chloride buccal tablets)

(3) 氯己定含片(chlorhexidine buccal tablets)

(4) 克霉唑含片(clotrimazole buccal tablets)

4. 膜剂　制霉菌素口腔贴膜(nystatin buccal pellicles)

5. 膏剂

(1) 硝酸咪康唑软膏(miconazole nitrate ointment)

(2) 酮康唑乳膏(ketoconazole cream)

(3) 曲安奈德益康唑乳膏(triamcinolone acetonide and econazole nitrate cream)

(二)全身用药

1. 抗真菌药

(1) 氟康唑(fluconazole)

(2) 伊曲康唑(itraconazole)

(3) 特比萘芬(terbinafine)

2. 免疫增强剂

(1) 胸腺肽(thymosin)

(2) 匹多莫德(pidotimod)

(3) 转移因子(transfer factor)

(4) 甘露聚糖肽(mannatide)

Q:如何制订本病的治疗方案?

(一)局部用药

1. 溶液制剂　2%~4% 碳酸氢钠溶液,含漱,3 次 / 日;或复方氯己定含漱液,含漱,3 次 / 天;或复方硼砂溶液,1∶5 稀释后含漱,3 次 / 日。

2. 其他制剂　咪康唑颊含片,含服,50mg/次,1次/日;或西吡氯铵含片,含服,2mg/次,3次/日;或制霉菌素糊剂,涂敷患处,3次/日。

3. 口角病损者　硝酸咪康唑软膏,涂敷患处,3次/日;或酮康唑乳膏,涂敷患处,3次/日;或曲安奈德益康唑乳膏,涂敷患处,3次/日。

（二）全身用药

1. 抗真菌药　氟康唑片或胶囊,口服或含服,50~100mg/次,1次/日;对氟康唑耐药者,可选伊曲康唑胶囊,饭后口服,100~200mg/次,1次/日。

2. 免疫增强剂　匹多莫德片,口服,0.4g/次,2次/日;转移因子胶囊,口服,6mg/次,3次/日;胸腺肽肠溶片,口服,20mg/次,1~3次/日。

3. 口干症状明显者,可使用芦笋胶囊,口服,0.3~0.6g/次,3次/日。

【复诊】

患者诉经治疗后,口腔发干及疼痛症状减轻。口腔黏膜检查未见明显充血及白色假膜,舌背乳头稍萎缩,口腔黏膜湿润度可（图 1-11、图1-12）。

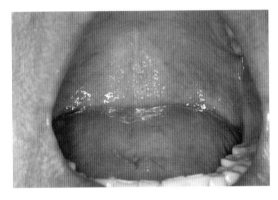

图 1-11　口腔念珠菌病
治疗后,上腭充血消失
（武汉大学口腔医学院供图）

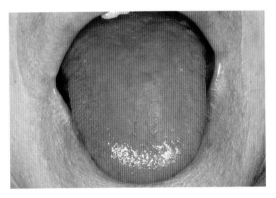

图 1-12　口腔念珠菌病
治疗后,舌背白色膜状物消失,充血减退
（武汉大学口腔医学院供图）

【讨论】

Q:口腔念珠菌病可有哪些临床表现?

1. 假膜型念珠菌病

（1）以婴幼儿最多见,又称鹅口疮或雪口病。成年患者多见于长期使用激素、HIV 感染者、免疫缺陷者及衰弱者。

（2）病程可为急性、亚急性或慢性。

（3）黏膜充血,上覆散在点状或斑片状白色假膜,假膜呈凝乳或丝绒状,稍用力可擦去（图 1-13、1-14）。

（4）患儿可出现烦躁、哭闹、拒食等,成人可有口腔灼痛感。全身反应较轻。

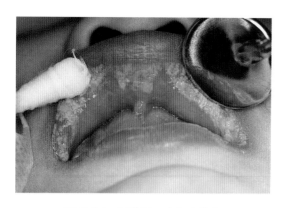

图 1-13 假膜型口腔念珠菌病

儿童患者上唇白色膜状物

（武汉大学口腔医学院供图）

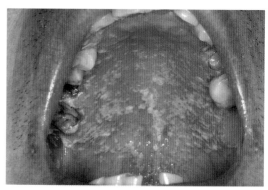

图 1-14 假膜型口腔念珠菌病

成人患者腭部大量白色膜状物伴充血发红

（武汉大学口腔医学院供图）

2. 急性红斑型念珠菌病

（1）成人多见，尤其是长期大量使用广谱抗生素或激素者，又称抗生素性口炎。大多数患者原患有消耗性疾病，如 HIV 感染、白血病、营养不良及接受肿瘤放化疗等。

（2）舌部好发，亦可累及双颊、腭部及口角等部位。

（3）口腔黏膜出现外形弥散的红斑，可伴有白色假膜，严重时舌背黏膜呈鲜红色并伴舌乳头萎缩，可同时伴有双颊、上腭黏膜红斑、口角糜烂（图 1-15）。

（4）自觉症状为口腔灼痛、口干及味觉异常等，全身反应可表现为原发疾病的症状。

3. 慢性红斑型念珠菌病 该型包括义齿性口炎、念珠菌性口角炎、正中菱形舌炎等。

（1）义齿性口炎：多见于佩戴活动义齿的中老年人，病损常位于与上颌义齿接触的腭、龈黏膜，下颌少见。局部黏膜萎缩呈亮红色水肿，可伴有散在黄白色假膜覆盖（图 1-16），另外常与腭部的乳突样增生同时发生。局部可有灼痛感，全身反应轻。

（2）念珠菌性口角炎：多见于儿童、身体衰弱者和血液病患者，年长患者多与咬合垂直距离降

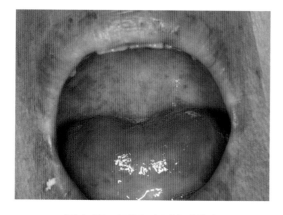

图 1-15 急性红斑型念珠菌病

腭、舌背充血明显

（武汉大学口腔医学院供图）

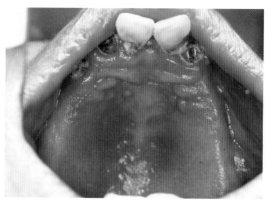

图 1-16 义齿性口炎

上腭与义齿基托接触处黏膜充血发红

（武汉大学口腔医学院供图）

低有关,常为双侧罹患,表现为口角区的皮肤黏膜干燥、鳞屑或皲裂、充血,严重时可伴糜烂、结痂(图 1-17)。

(3) 正中菱形舌炎:多见于成人,病损区位于舌背人字沟前方,一般呈前后为长轴的菱形或椭圆形的黏膜萎缩区(图 1-18),舌乳头缺失,表面光滑或呈结节状突起。

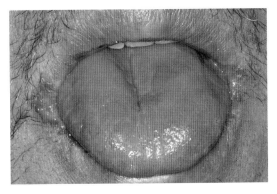

图 1-17　念珠菌性口角炎

双侧口角浸渍、糜烂,舌乳头萎缩伴充血

(武汉大学口腔医学院供图)

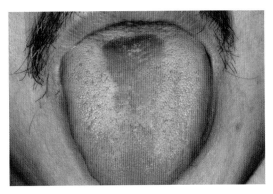

图 1-18　正中菱形舌炎

舌背后份正中舌乳头萎缩伴充血

(武汉大学口腔医学院供图)

4. 慢性增殖型念珠菌病

(1) 又称念珠菌性白斑,可见于免疫不全综合征和内分泌功能低下的患者。

(2) 好发于颊部口角内侧三角区、舌背及腭部黏膜。

(3) 颊、舌部病损似普通白斑,呈结节状或颗粒状增生,或为固着紧密的白色角质斑块,腭部损害可由义齿性口炎发展而来,黏膜呈乳头状增生。

(4) 恶变率较高,尤其是老年患者应提高警惕,争取早期活检、明确诊断。

Q:对于疑似口腔念珠菌病,还可选择哪些辅助检查?

1. 涂片法　最常用的涂片法为直接镜检法。该方法对于确定念珠菌的致病性有意义,但只能发现念珠菌而不能确定菌种,对于口腔黏膜干燥的患者阳性率较低。

2. 培养法　经培养后如查见厚壁孢子,则可确诊为白色念珠菌。

3. 组织病理学检查　一般适用于慢性或增殖性病损。

4. 基因诊断　应用基因分型方法对念珠菌进行种间鉴定和种内分型。

此外,为了排查 HIV 感染,亦可酌情进行 HIV 抗体检测。

【预后】

1. 一般预后良好,经治疗可治愈。

2. 体质较差的婴幼儿、老年人,或伴有严重的全身疾病者,预后较差。

3. 若拖延治疗时机或治疗不当,白色假膜可延伸至咽喉、气管等部位,甚至引起呼吸道梗阻,危及生命。

4. 念珠菌性白斑具有癌变潜能。

【预防】

1. 增强体质,提高机体免疫力。
2. 积极治疗全身系统疾病。
3. 保持口腔清洁,对于婴幼儿应避免交叉感染和注意哺乳卫生。
4. 对于佩戴活动义齿的老年人,应注意义齿的日常清洗消毒。
5. 避免滥用抗生素、糖皮质激素或免疫抑制剂等药物。

第五节 口腔结核

【病例简介】

患者,男性,49岁。

主诉: 舌下溃烂1个月余。

现病史: 患者1个月余来自觉舌下溃烂,面积渐行增大,伴明显疼痛。经本地医院抗感染治疗,未见明显好转,今来我院就诊。

既往史: 否认全身系统病史。

【临床检查】

舌腹、口底、下前牙牙龈及前庭沟可见大面积溃疡,形状不规则,边缘不整齐,呈潜掘性改变,基底部可见散在粟粒样小结节,上覆假膜,周围黏膜充血发红(图1-19、图1-20)。患者消瘦、倦怠面容,体温37.8℃。

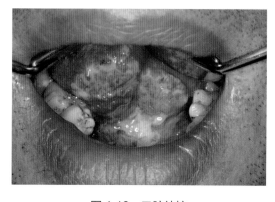
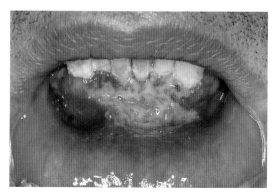

图1-19 口腔结核
舌腹及口底大面积边缘不规则溃疡,表面结节
(武汉大学口腔医学院供图)

图1-20 口腔结核
下前牙牙龈及前庭沟大面积边缘不规则溃疡,表面结节
(武汉大学口腔医学院供图)

病理检查:黏膜溃疡形成,其下方可见大片干酪样坏死,部分坏死组织周围可见上皮样细胞及多核巨细胞聚集(图1-21)。

痰液行结核菌素试验:显示阳性。

胸部X线片:双肺上部大量絮状阴影,肋膈角变钝(胸腔积液),提示肺结核病损(图1-22)。

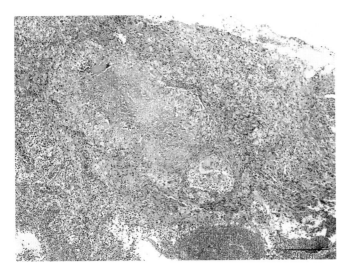

图 1-21　病理检查结果

黏膜溃疡形成,下方可见大片干酪样坏死,
周围可见上皮样细胞及多核巨细胞聚集
(武汉大学口腔医学院供图)

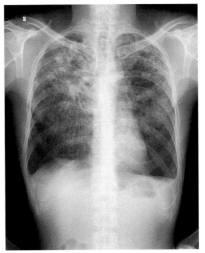

图 1-22　胸部X线片

双肺上部大量絮状阴影,肋膈角变钝
(胸腔积液),提示肺结核病损
(武汉大学口腔医学院供图)

【诊断】

Q:本病例的诊断是什么?

口腔结核。

Q:口腔结核的诊断要点是什么?

1. 无复发史且长期不愈的特征性溃疡,外形不规则,边缘呈鼠噬状,基底暗红色粟粒样小结节,有污秽假膜覆盖。

2. 可伴有全身的结核病灶或结核病史。

3. 活体组织检查可发现特征性的干酪样坏死、上皮样细胞及多核巨细胞。

4. 通过结核菌素试验、胸部X线检查、细菌学检查等可辅助诊断。

Q:本病需要与哪些疾病相鉴别?

口腔结核性溃疡需与重型阿弗他溃疡、癌性溃疡、创伤性溃疡等相鉴别,详见第二章第一节。

【治疗】

Q:口腔结核的治疗原则是什么?

1. 及时将患者转入结核病专科,进行抗结核治疗。

2. 仅有口腔损害者,亦应全身和局部联合抗结核治疗。

3. 消除口腔局部刺激因素,控制继发感染,促进溃疡愈合。

4. 全身和局部对症、支持治疗,禁用糖皮质激素。

Q:治疗口腔结核的常用药物有哪些?

(一) 局部用药

1. 溶液剂

(1) 复方氯己定含漱液(compound chlorhexidine solution)

(2) 复方硼砂溶液(compound borax solution)

(3) 聚维酮碘含漱液(povidone iodine solution)

2. 糊剂

(1) 金霉素甘油糊剂(chlortetracycline glycerol paste)

(2) 四环素甘油糊剂(tetracycline glycerol paste)

3. 凝胶剂

(1) 重组人表皮生长因子凝胶(recombinant human epidermal growth factor hydrogel)

(2) 重组牛碱性成纤维细胞生长因子凝胶(recombinant bovine basic fibroblast growth factor gel)

(3) 复方苯佐卡因凝胶(compound benzocaine gel)

(4) 复方甘菊利多卡因凝胶(compound chamomile and lidocaine hydrochloride gel)

4. 喷雾剂　重组人表皮生长因子喷剂(recombinant human epidermal growth factor spray)。

5. 膜剂　利福平膜(rifampicin pellicles)。

6. 注射液

(1) 硫酸链霉素注射液(streptomycin sulfate injection)

(2) 异烟肼注射液(isoniazid injection)

(二) 全身用药

由传染专科医师进行全身抗结核治疗。

1. 抗结核药

(1) 异烟肼(isoniazid)

(2) 利福平(rifampicin)

(3) 乙胺丁醇(ethambutol)

(4) 链霉素(streptomycin)

2. 免疫增强剂

(1) 匹多莫德(pidotimod)

(2) 转移因子(transfer factor)

(3) 聚肌苷酸 - 聚胞苷酸(polyinosinic acid-polycytidylic acid)

(4) 卡介菌多糖核酸(BCG-polysaccharide and nucleic acid)

(5) 胸腺肽(thymosin)

Q:如何制订本病的治疗方案?

(一) 局部用药

1. 消毒防腐制剂　复方氯己定含漱液,含漱,3 次 / 天;或复方硼砂溶液,1∶5 稀释后含漱,3 次 / 日;或 1% 聚维酮碘溶液,含漱,3 次 / 日。

2. 抗生素制剂　如病损局限,可选金霉素甘油糊剂或四环素甘油糊剂,涂布患处,3 次 / 日。

3. 抗结核药　链霉素注射液,病损基底局部封闭,0.5g/ 次,隔天 1 次;或异烟肼注射液,0.1g/ 次,隔天 1 次;或利福平膜,贴敷患处,3 次 / 日。

4. 生物制剂　重组人表皮生长因子凝胶或重组牛碱性成纤维细胞生长因子凝胶,涂布患处,1 次 / 日;或重组人表皮生长因子喷剂,喷涂患处,1~2 次 / 日。

5. 局部止痛药物　可选复方苯佐卡因凝胶,或复方甘菊利多卡因凝胶,涂布患处,3 次 / 日。

(二) 转科治疗

转到结核病专科行抗结核治疗。

【讨论】

Q:口腔结核的病因是什么?

口腔结核是由结核分枝杆菌侵犯黏膜引起的慢性感染性疾病。口腔黏膜对结核分枝杆菌具有较强的抵抗力,故本病原发于口腔黏膜者极少,大多数病例继发于全身其他部位的结核病灶如肺结核、肠结核等或有结核接触史。流行病学资料显示,口腔结核患者约占所有结核病例的 0.1%~5%。

Q:发生在口腔内的结核病损可表现为哪些形式?

根据结核分枝杆菌的数量、毒力、机体免疫力等方面的差异,口腔结核病损可呈现不同的临床表现,主要包括:口腔结核初疮、口腔结核性溃疡、寻常狼疮等。

【预后】

1. 早期发现、确诊,及时治疗,一般预后较好。

2. 结核患者免疫力较差,发生于口腔软组织的病损如不及时处理可发展为大面积溃疡、坏死等,造成组织缺损,预后较差。

【预防】

1. 接种结核疫苗,预防结核分枝杆菌的感染;

2. 增强机体免疫功能,加强锻炼,注意饮食营养。

第六节　球菌性口炎

【病例简介】

患者,女性,20 岁。
主诉:口腔溃烂 5 天。
现病史:患者诉 5 天来口腔溃烂,伴发热、咽痛,经外院治疗,未见好转,今来就诊。
既往史:否认全身系统病史。

【临床检查】

双唇可见散在糜烂,上覆痂皮,下唇内侧可见大量融合成片的糜烂病损,表面覆盖较厚黄白色假膜(图 1-23、图1-24)。患者呈倦怠面容,体温 38.1℃。

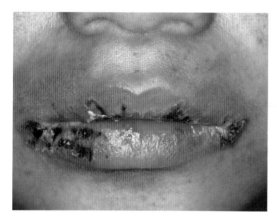

图 1-23　球菌性口炎
双唇糜烂,上覆痂皮
(武汉大学口腔医学院供图)

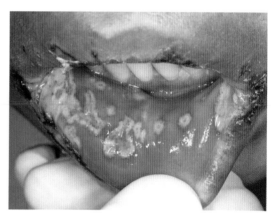

图 1-24　球菌性口炎
下唇内侧大量融合成片的糜烂,
表面覆盖较厚黄白色假膜
(武汉大学口腔医学院供图)

血常规检查:白细胞及中性粒细胞数目增高。

【诊断】

Q:本病的诊断是什么?
球菌性口炎。

Q:球菌性口炎的诊断依据是什么?
1. 急性发病,常伴有发热、头痛、乏力等全身症状。

2. 口腔黏膜充血糜烂,覆盖光滑致密的假膜,牙龈充血肿胀。

3. 局部淋巴结肿大、压痛。

4. 血常规检查示白细胞及中性粒细胞数目增高。

5. 涂片镜检、细菌培养等实验室检查可辅助诊断。

Q:本病需要与哪些疾病相鉴别?

1. 球菌性口炎与口腔念珠菌病的鉴别要点　详见本章第四节。

2. 球菌性口炎与疱疹性龈口炎、坏死性龈口炎的鉴别要点见表1-4。

表1-4　球菌性口炎与疱疹性龈口炎、坏死性龈口炎的鉴别要点

	球菌性口炎	疱疹性龈口炎	坏死性龈口炎
病因	金黄色葡萄球菌、链球菌、双球菌等球菌感染	单纯疱疹病毒感染	梭状杆菌、螺旋体感染
病损特点	口腔黏膜充血水肿,局部形成糜烂面,覆盖光滑致密的灰黄色假膜,牙龈充血肿胀	口腔黏膜充血水肿,局部形成成簇样小水疱,疱破后形成糜烂面,覆盖灰白色假膜,牙龈充血肿胀	口腔黏膜形成不规则深溃疡,上覆灰黑色假膜,牙龈边缘及龈乳头顶端出现坏死、出血,覆盖灰白色假膜
口腔异味	炎性口臭	炎性口臭	腐败性口臭
血常规检查	白细胞数目增高	白细胞数目正常或降低	白细胞数目正常、降低或增高
治疗要点	抗菌治疗	抗病毒治疗	抗厌氧菌治疗
预后	良好	良好	早期发现及时治疗则预后良好,病情严重可致死。治疗愈合后可形成组织缺损及瘢痕

【治疗】

Q:球菌性口炎的治疗原则是什么?

1. 全身控制感染,病情严重者应尽量根据细菌学检查和药敏试验结果选择有针对性的抗菌药物。用药前应注意询问患者的药敏史。

2. 支持治疗,增强机体免疫功能。

3. 局部抗菌消炎,促进溃疡糜烂愈合,减轻疼痛。

Q:治疗球菌性口炎的常用药物有哪些?

(一)局部用药

1. 溶液剂

(1)复方氯己定含漱液(compound chlorhexidine solution)

(2)复方硼砂溶液(compound borax solution)

（3）聚维酮碘含漱液（povidone iodine solution）

2. 糊剂

（1）金霉素甘油糊剂（chlortetracycline glycerol paste）

（2）四环素甘油糊剂（tetracycline glycerol paste）

3. 口含片

（1）青霉素 V 钾含片（phenoxymethylpenicillin potassium）

（2）西吡氯铵含片（cetylpyridinium chloride buccal tablets）

（3）氯己定含片（chlorhexidine buccal tablets）

（4）溶菌酶含片（lysozyme buccal tablets）

4. 膜剂

（1）复方庆大霉素膜（compound gentamicin sulfate pellicles）

（2）甲硝唑药膜（metronidazole pellicles）

5. 凝胶剂

（1）重组人表皮生长因子凝胶（recombinant human epidermal growth factor hydrogel）

（2）重组牛碱性成纤维细胞生长因子凝胶（recombinant bovine basic fibroblast growth factor gel）

（3）复方苯佐卡因凝胶（compound benzocaine gel）

（4）复方甘菊利多卡因凝胶（compound chamomile and lidocaine hydrochloride gel）

（二）全身用药

1. 抗菌药物

（1）青霉素类：阿莫西林（amoxicillin）、阿莫西林 - 克拉维酸钾（amoxicillin and clavulanate potassium）等。

（2）头孢菌素类：头孢唑林钠（cefazolin sodium）、头孢呋辛钠（cefuroxime sodium）等。

（3）大环内酯类：红霉素（erythromycin）、阿奇霉素（azithromycin）等。

（4）磺胺类：复方磺胺甲噁唑（sulfamethoxazole complex）等。

2. 免疫增强剂

（1）匹多莫德（pidotimod）

（2）转移因子（transfer factor）

（3）胸腺肽（thymosin）

Q：如何制订本病的治疗方案？

（一）局部用药

1. 消毒防腐制剂　复方氯己定含漱液，含漱，3 次 / 日；或复方硼砂溶液，1：5 稀释后含漱，3 次 / 日；或 1% 聚维酮碘溶液，含漱，3 次 / 日。

2. 抗生素制剂　金霉素甘油糊剂或四环素甘油糊剂，涂布患处，3 次 / 日；或复方庆大霉素膜或甲硝唑药膜，贴敷患处，3 次 / 日。

3. 生物制剂　重组人表皮生长因子凝胶，或重组牛碱性成纤维细胞生长因子凝胶，涂布患处,1 次 / 日。

4. 局部止痛药物 复方苯佐卡因凝胶,或复方甘菊利多卡因凝胶,涂布患处,3 次 / 日。

(二) 全身用药

1. 根据细菌学检查和药敏试验结果选择有针对性的抗菌药物,用药前应注意询问患者的药敏史。

2. 免疫增强剂 匹多莫德片,口服,0.4g/ 次,2 次 / 日;或转移因子胶囊,口服,6mg/ 次,3 次 / 日;或胸腺肽肠溶片,口服,20mg/ 次,1~3 次 / 日。

【复诊】

患者 1 周后复诊,全身状态良好,体温 36.9℃。检查可见唇部糜烂面积缩小,遗留小片糜烂面,上覆假膜(图 1-25)。

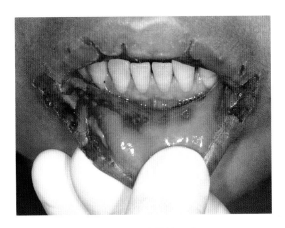

图 1-25　球菌性口炎
治疗后 1 周,唇部糜烂面缩小
(武汉大学口腔医学院供图)

【讨论】

Q:球菌性口炎的病因是什么?

球菌性口炎是口腔急性感染性疾病的一种,其主要致病菌包括金黄色葡萄球菌、草绿色链球菌、溶血性链球菌、肺炎双球菌等。发生于口腔黏膜的球菌感染往往为几种球菌同时致病。本病主要好发于体弱和免疫力低下的人群。

【预后】

本病一般预后良好。

【预防】

1. 加强营养,积极锻炼身体和治疗全身疾病,增强机体免疫功能。

2. 注意口腔卫生。

第七节　坏死性龈口炎

【病例简介】

患者,男性,22 岁。

主诉:左侧牙龈出血溃烂 10 天。

现病史: 患者诉 10 天来,左下后牙牙龈出血、溃烂,疼痛明显,未经诊治,今来就诊。

既往史: 否认全身系统病史,平时体质较弱,易感冒。有吸烟史。

【临床检查】

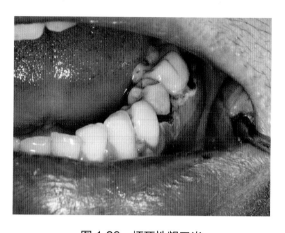

图 1-26　坏死性龈口炎
左下颌磨牙区牙龈边缘及龈乳头
溃疡、渗血、上覆灰白色假膜
（武汉大学口腔医学院供图）

左下颌磨牙区牙龈边缘及龈乳头出现溃疡、渗血、上覆灰白色假膜(图 1-26)。患者口腔可闻及腐败性口臭,口腔卫生状况不佳。患者全身情况一般,体温 37.5℃。

【诊断】

Q:本病的诊断是什么?

坏死性龈口炎。

Q:坏死性龈口炎的诊断依据是什么?

1. 好发于青年男性。

2. 急性发作。

3. 牙龈边缘、龈乳头及周围黏膜组织坏死,上覆假膜。

4. 特征性的腐败性口臭。

5. 坏死组织涂片镜检可见大量梭状杆菌和螺旋体。

Q:本病需要和哪些疾病相鉴别?

本病需要和球菌性口炎、疱疹性龈口炎等疾病鉴别,鉴别要点见本章第六节。

【治疗】

Q:坏死性龈口炎的治疗原则是什么?

1. 全身和局部尽早使用抗厌氧菌药物控制感染。

2. 全身支持、对症治疗。

3. 全身和局部禁用糖皮质激素。

Q:治疗坏死性龈口炎的常用药物有哪些?

(一) 局部用药

1. 溶液剂

(1) 过氧化氢溶液(hydrogen peroxide solution)

(2) 高锰酸钾溶液(potassium permanganate solution)

(3) 复方氯己定含漱液(compound chlorhexidine solution)

(4) 聚维酮碘含漱液(povidone iodine solution)

2. 糊剂

(1) 金霉素甘油糊剂（chlortetracycline glycerol paste）

(2) 四环素甘油糊剂（tetracycline glycerol paste）

3. 口含片

(1) 甲硝唑口含片（metronidazole buccal tablets）

(2) 青霉素 V 钾含片（phenoxymethylpenicillin potassium）

(3) 西吡氯铵含片（cetylpyridinium chloride buccal tablets）

(4) 氯己定含片（chlorhexidine buccal tablets）

4. 膜剂

(1) 甲硝唑药膜（metronidazole pellicles）

(2) 复方庆大霉素膜（compound gentamicin sulfate pellicles）

5. 凝胶剂

(1) 重组人表皮生长因子凝胶（recombinant human epidermal growth factor hydrogel）

(2) 重组牛碱性成纤维细胞生长因子凝胶（recombinant bovine basic fibroblast growth factor gel）

(3) 复方苯佐卡因凝胶（compound benzocaine gel）

(4) 复方甘菊利多卡因凝胶（compound chamomile and lidocaine hydrochloride gel）

6. 中成药散剂

(1) 养阴生肌散

(2) 五色消疳散

(3) 牙疳散

（二）全身用药

1. 抗菌药物

(1) 硝基咪唑类：甲硝唑（metronidazole）、替硝唑（tinidazole）、奥硝唑（ornidazole）等。

(2) 青霉素类：阿莫西林（amoxicillin）、氨苄西林（ampicillin）等。

(3) 大环内酯类：红霉素（erythromycin）、阿奇霉素（azithromycin）等。

2. 免疫增强剂

(1) 匹多莫德（pidotimod）

(2) 转移因子（transfer factor）

(3) 胸腺肽（thymosin）

Q：如何制订本病的治疗方案？

（一）局部用药

1. 清创　1%~3% 过氧化氢溶液冲洗牙龈，置甲硝唑棒或碘酚于病损龈沟中，1 次 / 日。

2. 消毒防腐制剂　1% 过氧化氢溶液及复方氯己定含漱液，交替含漱，3 次 / 日；或 1% 聚维酮碘溶液，含漱，3 次 / 日。

3. 抗生素制剂　甲硝唑药膜或口含片，贴敷患处，3 次 / 日；或金霉素甘油糊剂或四环素甘油糊剂,涂布患处,3次/日。

4. 生物制剂 急性炎症控制后,重组人表皮生长因子凝胶或重组牛碱性成纤维细胞生长因子凝胶,以促进溃疡愈合,涂布患处,1~2次/日。

5. 局部止痛药物 复方苯佐卡因凝胶,或复方甘菊利多卡因凝胶,涂布患处,3次/日。

6. 可酌情给予中成药散剂,促进组织恢复,可选养阴生肌散、五色消疳散或牙疳散,喷涂患处,3次/日。

(二)全身用药

1. 早期足量使用抗厌氧菌药物 甲硝唑片:餐后服,0.2~0.4g/次,3次/日;或替硝唑片,餐后服,首次2g/次,之后1g/次,1次/日。

2. 免疫增强剂 匹多莫德片,口服,0.4g/次,2次/日;或转移因子胶囊,口服,6mg/次,3次/日;或胸腺肽肠溶片,口服,20mg/次,1~3次/日。

【讨论】

Q:坏死性龈口炎的病因是什么?

本病为急性感染性口腔疾病,其主要致病菌为梭状杆菌和螺旋体。常为复杂混合感染,可合并有其他细菌,如链球菌、丝状菌、黑色素类杆菌等细菌感染。

本病发病与机体状况密切相关,正常情况下梭状杆菌和螺旋体为口腔共生菌,但在局部或全身免疫功能低下时,可大量繁殖而导致疾病的发生,在口腔卫生状况不佳时发病迅速,病情严重。

【预后】

1. 早期发现,及时、彻底治疗,可迅速控制感染,预后良好。

2. 治疗不彻底者,有复发或加重可能。

3. 治疗不及时或患者全身状况不佳时则病情发展迅速,严重时可能发生并发症,如坏疽性口炎、脑膜炎、肺炎、脓毒血症等,危及生命。

4. 病损范围较大时,可致组织缺损,愈合后可遗留瘢痕,影响口腔功能和美观。

【预防】

1. 调理饮食,加强营养,积极锻炼身体,增强机体免疫力。

2. 保持口腔卫生,戒烟,定期进行牙周系统检查及治疗。

3. 积极治疗全身系统性疾病。

(卢 锐)

参考文献

1. 周红梅,周刚,周威,等.口腔黏膜病药物治疗精解.北京:人民卫生出版社,2010

2. 贾文祥.医学微生物学.北京:人民卫生出版社,2010

3. 王宇明.感染病学.第2版.北京:人民卫生出版社,2010

4. 钟启平. 口腔微生物学. 北京：人民卫生出版社，2009

5. 卫生部. 手足口病诊疗指南（2010 年版）. 国际呼吸杂志，2010，30（24）：1473-1475

6. 卫生部. 手足口病预防控制指南（2009 年版）. 全科医学临床与教育，2010，8（2）：125-127

7. Scully C. Oral and Maxillofacial Medicine：The Basis of Diagnosis and Treatment 3rd ed. Churchill Livingstone，2013

8. Arduino PG，Porter SR. Herpes Simplex Virus Type 1 infection：overview on relevant clinico-pathological features. J Oral Pathol Med，2008，37（2）：107-121

9. Nasser M，Fedorowicz Z，Khoshnevisan MH，et al. Acyclovir for treating primary herpetic gingivostomatitis. Cochrane Database Syst Rev，2008，4：CD006700

10. Saitoh H，Momma Y，Inoue H，et al. Viable herpes simplex virus type 1 and varicella-zoster virus in the trigeminal ganglia of human cadavers. J Med Virol，2013，85（5）：833-838

11. Kennedy PG，Cohrs RJ. Varicella-zoster virus human ganglionic latency：a current summary. J Neurovirol，2010，16（6）：411-418

12. Xing W，Liao Q，Viboud C，et al. Hand，foot，and mouth disease in China，2008-12：an epidemiological study. Lancet Infect Dis，2014，14（4）：308-318

13. Ooi MH，Wong SC，Lewthwaite P，et al. Clinical features，diagnosis，and management of enterovirus 71. Lancet Neurol，2010，9（11）：1097-1105

14. Giannini PJ，Shetty KV. Diagnosis and management of oral candidiasis. Otolaryngol Clin North Am，2011，44（1）：231-240

15. Lalla RV，Patton LL，Dongari-Bagtzoglou A. Oral candidiasis：pathogenesis，clinical presentation，diagnosis and treatment strategies. J Calif Dent Assoc，2013，41（4）：263-268

16. Salerno C，Pascale M，Contaldo M，et al. Candida-associated denture stomatitis. Med Oral Patol Oral Cir Bucal，2011，16（2）：e139-143

17. Laudenbach JM，Epstein JB. Treatment strategies for oropharyngeal candidiasis. Expert Opin Pharmacother，2009，10（9）：1413-1421

18. Samaranayake LP，Keung Leung W，Jin L. Oral mucosal fungal infections. Periodontol 2000，2009，49（1）：39-59

19. Kakisi OK，Kechagia AS，Kakisis IK，et al. Tuberculosis of the oral cavity：a systematic review. Eur J Oral Sci，2010，118（2）：103-109

20. Wang WC，Chen JY，Chen YK，et al. Tuberculosis of the head and neck：a review of 20 cases. Oral Surg Oral Med Oral Pathol Oral Radiol Endod，2009，107（3）：381-386

21. Ram H，Kumar S，Mehrotra S，et al. Tubercular ulcer：mimicking squamous cell carcinoma of buccal mucosa. J Maxillofac Oral Surg，2012，11（1）：105-108

22. Smith AJ，Robertson D，Tang MK，et al. Staphylococcus aureus in the oral cavity：a three-year retrospective analysis of clinical laboratory data. Br Dent J，2003，195（12）：701-703

23. Baumgartner A，Thurnheer T，Lüthi-Schaller H，et al. The phylum Synergistetes in gingivitis and necrotizing ulcerative gingivitis. J Med Microbiol，2012，61（Pt 11）：1600-1609

第二章

口腔黏膜溃疡类疾病

第一节　复发性阿弗他溃疡

【病例1】

患者,女性,25岁。

主诉:口腔溃疡复发3天。

现病史:口腔溃疡复发3天,疼痛影响进食。近1年来,口腔溃疡反复发作,约1~2个月发作一次,常自行使用西瓜霜喷剂、维生素B₂片等,但疗效不佳。

既往史:否认系统性疾病史,否认药物过敏史。

【临床检查】

上唇内侧黏膜正中可见一个圆形溃疡面,直径约5mm;表面稍凹陷,有黄白色假膜覆盖,周缘黏膜可见红晕,触诊疼痛(图2-1)。

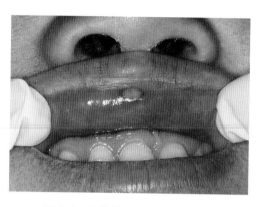

图2-1　复发性阿弗他溃疡(轻型)
上唇内侧黏膜溃疡,表面凹陷,
上覆假膜,周缘黏膜伴有红晕
(武汉大学口腔医学院供图)

【病例2】

患者,女,32岁。

主诉:口腔溃疡复发5天。

现病史:口腔溃疡复发5天,疼痛剧烈,妨碍进食,近6个月来口腔溃疡反复发作,约1个月发作1~2次,曾到其他医院进行治疗,但疗效欠佳。

既往史:否认系统性疾病史,否认药物过敏史。

【临床检查】

舌腹两侧可见十余处散在分布圆形溃疡,直径约2~5mm,表面稍凹陷,有黄白色假膜覆盖,周缘黏膜伴有红晕,触诊疼痛明显(图 2-2),口腔内可见唾液分泌明显增多,双侧下颌下淋巴结略肿大伴轻度压痛,体温 37.8℃。

【病例 3】

患者,男性,40 岁。

主诉: 口腔溃疡 2 周。

现病史: 口腔溃疡发作 2 周,疼痛影响进食,经口服消炎药和维生素治疗后一直未见愈合,近两年来也曾发生过此类似情况,现来就诊。

既往史: 高血压,否认药物过敏史。

【临床检查】

软腭右侧后份可见一处较大椭圆形溃疡,大小约 2cm×1.5cm,溃疡面凹陷明显,似"弹坑状",表面有黄白色假膜覆盖,周缘黏膜充血红肿,质地柔软,触痛明显(图 2-3)。

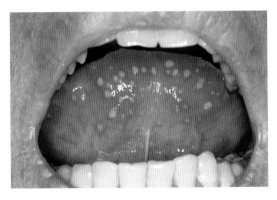

图 2-2 复发性阿弗他溃疡(疱疹型)
舌腹十余处溃疡,大小不等,散在分布
(武汉大学口腔医学院供图)

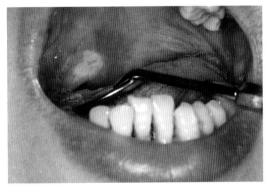

图 2-3 复发性阿弗他溃疡(重型)
软腭右侧较大溃疡,深在似"弹坑"状
(武汉大学口腔医学院供图)

【诊断】

Q:以上 3 个病例的诊断是什么?

以上 3 个病例的诊断均为复发性阿弗他溃疡,分别为轻型、疱疹型及重型复发性阿弗他溃疡。

Q:复发性阿弗他溃疡的诊断依据是什么?

由于复发性阿弗他溃疡(RAU)没有特异性的实验室检测指标,因此诊断主要以病史特点(复发性、周期性、自限性)及临床特征(黄、红、凹、痛)为依据。

Q:本病需与哪些疾病相鉴别?

重型复发性阿弗他溃疡需与创伤性溃疡、结核性溃疡、癌性溃疡、坏死性涎腺化生等疾病相鉴别,鉴别要点详见表2-1。

表2-1　重型复发性阿弗他溃疡与其他疾病的鉴别

	重型复发性阿弗他溃疡	创伤性溃疡	结核性溃疡	癌性溃疡	坏死性涎腺化生
年龄性别	中青年	青少年	中青年	老年	男性
溃疡特征	深在,充血,边缘齐,假膜	深浅不一,边缘可齐,形状与损伤因素契合	深在,周围轻度浸润呈鼠噬状,底部肉芽组织	深浅不一,周围硬有浸润,边缘不齐,底部菜花状	深及骨面,充血,边缘可隆起,底部肉芽组织
好发部位	口腔后部	唇、颊、舌颊脂垫	唇、前庭沟、牙槽黏膜	舌腹舌缘、口角区、软腭复合体	硬腭、软硬腭交界
病理	慢性炎症	慢性炎症	朗格汉斯巨细胞	细胞癌变	小唾液腺坏死
全身情况	较好	好	肺结核体征	弱或恶病质	弱或较好
自限性	有	无	无	无	有

【治疗】

Q:复发性阿弗他溃疡的治疗原则是什么?

复发性阿弗他溃疡的病因多种多样,目前仍无根治的特效方法,治疗原则以对症治疗为主,并将减轻疼痛、促进溃疡愈合、延长复发间歇期作为治疗的目的。

治疗原则:

1. 积极寻找 RAU 发生的相关诱因并加以控制,评估病情,分型治疗。

2. 优先选择局部治疗,其中局部应用的糖皮质激素已成为治疗 RAU 的一线药物。对于症状较重及复发频繁的患者,可采用局部和全身联合用药。

3. 加强心理疏导,缓解紧张情绪。

Q:治疗复发性阿弗他溃疡的常用药物有哪些?

(一) 局部用药

1. 溶液剂

(1) 依沙吖啶溶液(ethacridine solution)

(2) 氯己定溶液(chlorhexidine solution)

(3) 复方硼砂溶液(compound borax solution)

(4) 呋喃西林溶液(nitrofurazone solution)

(5) 地塞米松溶液(dexamethasone solution)

2. 糊剂

(1) 氨来呫诺糊剂(amlexanox paste)

（2）曲安奈德口腔软膏（triamcinolone dental paste）

（3）地塞米松软膏（dexamethasone paste）

（4）金霉素倍他米松糊剂（chlortetracycline betamethasone paste）

3. 散剂

（1）西瓜霜粉剂

（2）冰硼散

（3）锡类散

（4）溃疡散

4. 喷雾剂

（1）重组人表皮生长因子喷剂（recombinant human epidermal growth factor spray）

（2）重组人酸性成纤维细胞生长因子喷剂（recombinant human acidic fibroblast growth factor spray）

5. 口含片

（1）青霉素 V 钾含片（phenoxymethylpenicillin potassium）

（2）西地碘含片（cydiodine buccal tablets）

（3）地喹氯铵含片（dequalinium chloride buccal tablets）

（4）双氯芬酸钠含片（diclofenac buccal tablets）

6. 膜片

（1）口腔溃疡膜（oral ulcer pellicles）

（2）复方四环素膜（compound tetracycline pellicles）

（3）复方庆大霉素膜（compound gentamycin pellicles）

7. 粘贴片

（1）氨来呫诺粘贴片（amlexanox muco-adhesive tablets）

（2）地塞米松粘贴片（dexamethasone acetate muco-adhesive tablets）

（3）甲硝唑粘贴片（metronidazole muco-adhesive tablets）

8. 凝胶剂

（1）复方甘菊利多卡因凝胶（compound chamomile and lidocaine hydrochloride gel）

（2）重组牛碱性成纤维细胞生长因子凝胶（recombinant bovine basic fibroblast growth factor gel）

（3）重组人表皮生长因子凝胶（recombinant human epidermal growth factor gel）

9. 注射剂

（1）曲安奈德注射液（triamcinolone acetonide injection）

（2）泼尼松龙注射液（prednisone injection）

（3）复方倍他米松注射液（compound betamethasone injection）

（二）全身用药

1. 糖皮质激素

（1）泼尼松（prednisone）

（2）地塞米松（dexamethasone）

（3）泼尼松龙（prednisolone）

2. 免疫抑制剂

（1）沙利度胺（thalidomide）

（2）秋水仙碱（colchicine）

（3）硫唑嘌呤（azathioprine）

（4）环鳞酰胺（cyclophosphamide）

（5）甲氨蝶呤（methotrexate）

3. 免疫增强剂

（1）胸腺肽（thymosin）

（2）转移因子（transfer factor）

（3）干扰素（interferon）

（4）卡介苗多糖核酸（BCG-polysaccharide and nucleic acid）

（5）聚肌苷酸 - 聚胞苷酸（polyinosinic acid-polycytidylic acid）

（6）A 型链球菌甘露聚糖（polyactin A）

（7）云芝糖肽（polysaccharide-peptide）

4. 雌激素

（1）己烯雌酚（diethylstilbestrol）

（2）尼尔雌醇（nilestriol）

5. 维生素及微量元素类

（1）维生素 B_2（vitamin B_2）

（2）复合维生素 B（compound vitamin B）

（3）维生素 C（vitamin C）

（4）维生素 E（vitamin E）

（5）甘草锌（licorzinc）

（6）多维元素（vitamin with minerals）

6. 中成药

（1）雷公藤总苷片（tripterygium glycosides tablet）

（2）昆明山海棠片（tripterygii hypoglauci tablet）

（3）口炎颗粒

（4）复方珍珠口疮颗粒

（5）知柏地黄丸

（6）六味地黄丸

（7）银黄片

Q:以上 3 个病例应该如何制订治疗方案?

病例 1 为轻型复发性阿弗他溃疡:

（一）局部用药

1. 消毒防腐制剂　0.02% 复方氯己定溶液含漱,适量,3 次 / 日。

2. 糖皮质激素制剂　0.1% 曲安奈德口腔软膏,涂敷患处,适量,3 次 / 日;或 0.1% 地塞米松软膏,涂敷患处,适量,3 次 / 日。

3. 氨来呫诺糊剂或粘贴片　涂敷患处,适量,3 次 / 日。

4. 局部麻醉制剂　复方苯佐卡因凝胶或复方甘菊利多卡因凝胶,涂敷患处,适量,3 次 / 日。

（二）全身用药

中医辨证施治,酌情选用中成药,六味地黄丸口服,6g/ 次,2 次 / 日。

病例 2 为疱疹型复发性阿弗他溃疡:

（一）局部用药

1. 消毒防腐制剂　0.02% 复方氯己定溶液含漱,适量,3 次 / 日;或复方硼砂溶液,含漱,适量,3 次 / 日。

2. 糖皮质激素制剂　0.1% 曲安奈德口腔软膏涂敷患处,适量,3 次 / 日;或 0.1% 地塞米松软膏,涂敷患处,适量,3 次 / 日;或金霉素倍他米松糊剂涂敷患处,适量,3 次 / 日。

3. 生物制剂　重组人表皮生长因子喷剂,喷涂患处,适量,1 次 / 日。

4. 止痛制剂　复方甘菊利多卡因凝胶,喷涂患处,适量,3 次 / 日。

（二）全身用药

1. 糖皮质激素　泼尼松片口服,15mg~30mg/ 日,1~2 周。

2. 有糖皮质激素禁忌证者或反应差者　沙利度胺片,100mg/ 日,疾病控制后,减至 50mg/ 日,然后逐渐减至 25mg/ 日或隔日 50mg,约 1 个月。注意:定期监测使用上述药物所致的毒副作用。

3. 维生素和微量元素类　多元维生素口服,1 片 / 次,1 次 / 日。

4. 中医辨证施治,酌情选用中成药。口炎颗粒温水冲服,3g/ 次,3 次 / 日;或定风止痛胶囊口服,0.56g/ 次,3 次 / 日。

5. 配合超声雾化治疗　1~2 次 / 日。

病例 3 为重型复发性阿弗他溃疡:

（一）局部用药

1. 消毒防腐制剂　0.02% 复方氯己定溶液含漱,适量,3 次 / 日;或复方硼砂溶液,含漱,适量,3 次 / 日。

2. 糖皮质激素制剂　0.1% 曲安奈德口腔软膏涂敷患处,适量,3 次 / 日;或 0.1% 地塞米松软膏,涂敷患处,适量,3 次 / 日;或金霉素倍他米松糊剂涂敷患处,适量,3 次 / 日。

疼痛剧烈、愈合迟缓者,4% 曲安奈德注射液 1ml,使用前充分摇匀,与等量 2% 利多卡因混合,根据溃疡面积大小在病损基底部注射适量混合液,1 次 / 周,1~2 次为 1 个疗程。

3. 生物制剂　重组人表皮生长因子喷剂,喷涂患处,适量,1 次 / 天;或重组牛碱性成纤维细胞生长因子凝胶,涂敷患处,1 次 / 日。

4. 止痛制剂　复方甘菊利多卡因凝胶,涂敷患处,适量,3 次 / 日。

(二) 全身用药

1. 糖皮质激素　泼尼松片口服,20~35mg,1~2 周。

2. 有糖皮质激素禁忌证者或反应差者　沙利度胺片,100mg/ 日,疾病控制后,减至 50mg/ 日,然后逐渐减至 25mg/ 日或隔日 50mg;或硫唑嘌呤,口服,25mg/ 次,2 次 / 日。注意:定期监测使用上述药物所致的毒副作用。

3. 维生素和微量元素类　多元维生素口服,1 片 / 次,1 次 / 日。

4. 中医辨证施治,酌情选用中成药,口炎颗粒温水冲服,3g/ 次,3 次 / 日;或复方珍珠口疮颗粒温水冲服,10g/ 次,2 次 / 日;或万应胶囊口服,0.3g/ 次,2 次 / 口。

【讨论】

Q:复发性阿弗他溃疡的病因是什么?

RAU 的发病机制主要与细胞介导的免疫反应有关,目前具体机制仍不明确。该病发作的诱因包括遗传、局部创伤、某些食物、某些药物、精神压力、内分泌失衡、系统性疾病等。

Q:复发性阿弗他溃疡的临床类型有何特征?

RAU 可以分为轻型、重型及疱疹型,各型临床特征见表 2-2。

表 2-2　各型复发性阿弗他溃疡的临床特征

临床分型	临床特征				
	溃疡直径(mm)	溃疡数量	溃疡持续时间(天)	形成瘢痕	构成比(%)
轻型	5~10	<10	10~14	否	约 75~85
重型	>10	≥1	>14	是	约 10~15
疱疹型	<5	≥10	10~14	否	约 5~10

Q:除了白塞病,还有哪些综合征可以表现为复发性阿弗他溃疡?

表现为复发性阿弗他溃疡的常见综合征见表 2-3。

表 2-3　表现为复发性阿弗他溃疡的常见综合征

疾病名称	临床特征
白塞病(Behcet's disease)	可出现复发性阿弗他溃疡、复发性生殖器溃疡、皮肤病损、眼病以及消化道、神经系统、肾脏、骨关节及血液疾病
MAGIC 综合征(mouth and genital ulcers with inflamed cartilage syndrome,MAGIC syndrome)	可出现重型复发性阿弗他溃疡及广泛的软骨炎症,是白塞病的一种类型
Sweet 综合征(Sweet syndrome)	又称急性发热性中性粒细胞性皮肤病,除有复发性阿弗他溃疡外,同时伴有突然发热,白细胞计数升高,以及皮肤出现红色、暗红色结节、斑块,常发生于中年女性,有时与潜在的恶性肿瘤有关

疾病名称	临床特征
PFAPA 综合征(periodic fever with aphthae, pharyngitis and adenitis syndrome,PFAPA syndrome)	可出现周期性发热、复发性阿弗他溃疡、咽炎及颈部淋巴结炎,常发生于儿童
周期性粒细胞减少症(cyclic neutropenia)	可伴有复发性阿弗他溃疡、发热、皮肤脓肿、上呼吸道感染及淋巴结病,口腔还可伴有严重的牙龈炎或侵袭性牙周炎
艾滋病(AIDS)	复发性阿弗他溃疡

Q:如何制订本病的治疗方案?

依据 RAU 的疼痛程度、溃疡的复发频率、临床分型,将 RAU 分为轻度、中度、重度,制订了以下治疗方案:

1. 轻度 RAU 若溃疡复发次数少、疼痛可耐受,则无需药物治疗;否则以局部药物治疗为主。

2. 中度 RAU

(1) 溃疡的前驱期(出现刺痛、肿胀):及时应用糖皮质激素终止其发展。

(2) 优先选择局部治疗:

1) 局部应用糖皮质激素,如曲安奈德口腔糊剂(1∶1 in Orabase)、0.05mg/5ml 的地塞米松含漱液等。

2) 局部止痛制剂,如利多卡因凝胶、喷剂,复方苯佐卡因凝胶,苄达明含漱液等。

3) 局部抗炎制剂,如氨来呫诺糊剂、氯己定含漱液、聚维酮碘含漱液、复方硼砂含漱液等。

4) 对重型 RAU,可行糖皮质激素病损局部黏膜下注射,如曲安奈德、倍他米松、地塞米松等。

(3) 较顽固的病例:可全身短期应用糖皮质激素,如泼尼松片,一般不超过 50mg/ 日,推荐晨服,口服 5 天。

3. 重度 RAU

(1) 局部治疗:同上。

(2) 全身治疗:选用糖皮质激素、硫唑嘌呤或其他免疫抑制药、沙利度胺等。

(3) 对免疫功能低下者(结合患者全身情况及免疫学检查结果综合判断):可选用免疫增强药,如胸腺素、转移因子等。

【预防】

1. 饮食宜清淡、营养均衡,不偏食,少食烧烤、腌制品、辛辣、海鲜等食物,同时注意有规律的进食。

2. 每天保证 7~8 小时睡眠时间,提高睡眠质量,存在严重睡眠障碍者,应到睡眠专科就诊。

3. 养成每天定时排便习惯。若有便秘,可多食含纤维丰富的食物,适当活动,必要时可使用通便药物。

4. 保持口腔卫生。

5. 避免创伤口腔黏膜,例如防止咬伤、硬性食物(膨化、油炸食品)等对黏膜的物理创伤以及烫食的温度刺激。

第二节 白 塞 病

【病例简介】

患者,男性,40 岁。

主诉:口腔溃疡 3 天。

现病史:口腔溃疡 3 天,疼痛逐渐加重,影响进食,近 5 年来反复发作,几乎从未间断过,自述外生殖器也曾发生过溃疡,现来我院就诊。

既往史:否认系统性疾病史,否认药物过敏史。

【临床检查】

上下唇内侧、双侧颊部、舌背等部位可见散在分布的圆形溃疡,直径约 2~5mm,溃疡表面凹陷,表面淡黄色假膜覆盖,周缘黏膜伴有红晕,触痛明显(图 2-4、图 2-5)。面部、颈部、背部、下肢皮肤散在红色痤疮样皮疹(图 2-6)、阴茎包皮多处溃疡(图 2-7)。

【辅助检查】

针刺反应:阳性(图 2-8)。

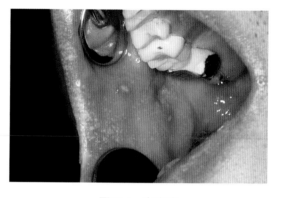

图 2-4 白塞病
右颊两处圆形溃疡,周缘充血
(武汉大学口腔医学院供图)

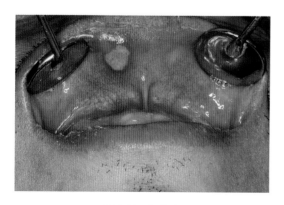

图 2-5 白塞病
上唇内侧圆形溃疡,周缘充血
(武汉大学口腔医学院供图)

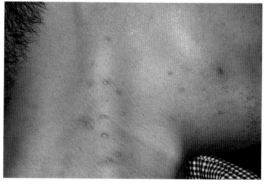

图 2-6 白塞病
颈部皮肤散在红色痤疮样皮疹
(武汉大学口腔医学院供图)

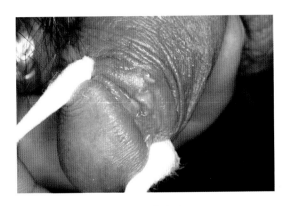

图 2-7　白塞病
龟头附近皮肤溃疡
（武汉大学口腔医学院供图）

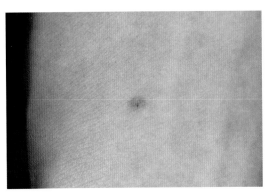

图 2-8　白塞病
前臂皮肤针刺反应阳性
（武汉大学口腔医学院供图）

【诊断】

Q：本病的诊断是什么？

白塞病。

Q：询问病史时应注意哪些方面的问题？

除了口腔、生殖器、眼睛、皮肤等病史问询外，还应重点问询患者有无关节、心血管系统、神经系统、呼吸系统及泌尿系统等系统病变，虽然发病概率较低，但后果严重。如发现上述系统发生病变，应转到相应专科检查治疗。

Q：白塞病的诊断标准是什么？

自从白塞病 1937 年被首次报道以来，其诊断标准一直在不断完善中，其中 1990 年国际白塞病研究小组（International study group for Behcet's disease）提出的白塞病诊断标准应用较为广泛，1996 年第八届国际白塞病会议在其基础上重新修订了白塞病的诊断标准，其具体内容如下：

凡具有以下第一项，加上第 2~5 四项中的任意两项即可诊断：

1. 复发性阿弗他溃疡。

2. 复发性生殖器溃疡。

3. 眼损害。

4. 皮肤损害。

5. 皮肤针刺反应阳性。

2013 年国际白塞病诊断标准修订小组（International team for the revision of the international criteria for Behcet's disease，ITR-ICBD）再次更新了白塞病的诊断标准，诊断的敏感度有所提高，但特异度略有下降，详见表 2-4。

表2-4 国际白塞病诊断标准（International criteria for Behcet's disease, ICBD 2013）

临床特征	计分	临床特征	计分
眼病变	2	神经系统表现	1
复发性生殖器溃疡	2	脉管表现	1
复发性口腔溃疡	2	针刺反应试验阳性	1
皮肤病损	1		

注：总计分≥4应考虑诊断为白塞病

Q：本病例需与哪些疾病相鉴别？

白塞病与其他疾病的鉴别见表2-5。

表2-5 白塞病与其他疾病的鉴别

	白塞病	斯-约综合征	Reiter综合征	克罗恩病
年龄	20~40岁多见	各年龄段	青年	青壮年
性别	男性多见	男女性相等	男性多见	男性多见
发热	偶有	微热，偶尔在发病初发热	常以高热发病	午后低热乏力
口腔	反复发作的单个或多个溃疡，界清，不融合	大疱和广泛糜烂面，渗出多	偶发溃疡	颊：溃疡深 唇：小结节 龈：肉芽肿样颗粒状增生
生殖器	阴茎、阴囊、阴唇溃疡多见	阴茎、包皮、溃疡多见	明显尿道炎	无
眼	虹膜睫状体炎、虹膜炎、视网膜脉络膜炎多见	虹膜炎、结膜炎多见	结膜炎多见	无
皮肤	下肢结节性红斑、面部痤疮样皮疹、毛囊炎、脓疱疹、针刺反应（+）	面部多形性红斑丘疹、水疱、糜烂、虹膜样损害，针刺反应（-）	无	无
关节	轻度红肿痛	轻度肿痛，少见	显著多发性关节炎	无
其他	偶见消化、心血管、泌尿、神经系统等症状		少见	少见
预后	眼疾可致失明、神经症状，预后不良	一般好，重症者预后严重不良	良好	严重伴肠梗阻肠穿孔、引发休克

【治疗】

Q：白塞病的治疗原则是什么？

1. 全身以免疫抑制治疗为主，尽量减少损害的复发，延长间歇期。

2. 局部消炎止痛、促进损害愈合。

3. 若同时伴有皮肤、眼部、生殖器、关节等其他系统器官损害者，应及时转入相关专科治疗。

Q:治疗白塞病的常用药物有哪些?

(一)局部用药

1. 溶液剂

(1)依沙吖啶溶液(ethacridine solution)

(2)氯己定溶液(chlorhexidine solution)

(3)复方硼砂溶液(compound borax solution)

(4)呋喃西林溶液(nitrofurazone solution)

2. 糊剂

(1)氨来呫诺糊剂(amlexanox paste)

(2)曲安奈德口腔软膏(triamcinolone dental paste)

(3)地塞米松软膏(dexamethasone paste)

(4)金霉素倍他米松糊剂(chlortetracycline betamethasone paste)

3. 散剂

(1)西瓜霜粉剂

(2)冰硼散

(3)锡类散

(4)溃疡散

4. 喷雾剂

(1)重组人表皮生长因子喷剂(recombinant human epidermal growth factor spray)

(2)重组人酸性成纤维细胞生长因子喷剂(recombinant human acidic fibroblast growth factor spray)

5. 口含片

(1)西地碘含片(cydiodine buccal tablets)

(2)地喹氯铵含片(dequalinium chloride buccal tablets)

(3)双氯芬酸钠含片(diclofenac buccal tablets)

6. 膜片

(1)口腔溃疡膜(oral ulcer pellicles)

(2)复方四环素膜(compound tetracycline pellicles)

(3)复方庆大霉素膜(compound gentamycin pellicles)

7. 粘贴片

(1)氨来呫诺粘贴片(amlexanox muco-adhesive tablets)

(2)地塞米松粘贴片(dexamethasone acetate muco-adhesive tablets)

(3)甲硝唑粘贴片(metronidazole muco-adhesive tablets)

8. 凝胶剂

(1)复方甘菊利多卡因凝胶(compound chamomile and lidocaine hydrochloride gel)

(2)重组牛碱性成纤维细胞生长因子凝胶(recombinant bovine basic fibroblast growth factor gel)

(3)重组人表皮生长因子凝胶(recombinant human epidermal growth factor gel)

（4）复方苯佐卡因凝胶（compound benzocaine gel）

9. 注射剂

（1）曲安奈德注射液（triamcinolone acetonide injection）

（2）泼尼松龙注射液（prednisone injection）

（3）复方倍他米松注射液（compound betamethasone injection）

（二）全身用药

1. 糖皮质激素

（1）泼尼松（prednisone）

（2）地塞米松（dexamethasone）

（3）泼尼松龙（prednisolone）

2. 免疫抑制剂

（1）沙利度胺（thalidomide）

（2）秋水仙碱（colchicine）

（3）硫唑嘌呤（azathioprine）

（4）环鳞酰胺（cyclophosphamide）

（5）甲氨蝶呤（methotrexate）

3. 免疫增强剂

（1）胸腺肽（thymosin）

（2）转移因子（transfer factor）

（3）干扰素（interferon）

（4）卡介苗多糖核酸（BCG-polysaccharide and nucleic acid）

（5）聚肌苷酸 - 聚胞苷酸（polyinosinic acid-polycytidylic acid）

（6）A 型链球菌甘露聚糖（polyactin A）

（7）云芝糖肽（polysaccharide-peptide）

4. 雌激素

（1）己烯雌酚（diethylstilbestrol）

（2）尼尔雌醇（nilestriol）

5. 维生素及微量元素类

（1）维生素 B_2（vitamin B_2）

（2）复合维生素 B（compound vitamin B）

（3）维生素 C（vitamin C）

（4）维生素 E（vitamin E）

（5）甘草锌（licorzinc）

（6）多维元素（vitamin with minerals）

6. 中成药

（1）雷公藤总苷片（tripterygium glycosides tablet）

(2) 昆明山海棠片（tripterygii hypoglauci tablet）

(3) 口炎颗粒

(4) 复方珍珠口疮颗粒

(5) 知柏地黄丸

(6) 六味地黄丸

(7) 银黄片

Q:如何制订本病的治疗方案?

（一）局部用药

1. 糖皮质激素制剂　0.1% 曲安奈德口腔软膏,涂敷患处,3 次 / 日;或 0.1% 地塞米松软膏,涂敷患处,每 3 次 / 日;或金霉素倍他米松糊剂涂敷患处,适量,3 次 / 日。

2. 消毒防腐制剂　0.02% 复方氯己定溶液,含漱,3 次 / 日;或复方硼砂溶液,含漱,适量,3 次 / 日。

3. 氨来呫诺糊剂　涂敷患处,3 次 / 日。

4. 生物制剂　重组人表皮生长因子喷剂,喷涂患处,适量,1 次 / 日;或重组牛碱性成纤维细胞生长因子凝胶,涂敷患处,1 次 / 日。

5. 止痛制剂　复方甘菊利多卡因凝胶,涂敷患处,适量,3 次 / 日。

（二）全身用药

1. 糖皮质激素　首选药。

（1）短期疗法:适用于急性发作或较严重病例,如泼尼松片,口服,首剂量 30~60mg/ 日,1 周后减至 20~30mg/ 日,然后每隔 3~4 天减少 5mg,至 5~10mg/ 日维持量或停药。

（2）长期疗法:适用于反复迁延、较顽固病例,泼尼松片,口服,首剂量 30~40mg/ 日,病情控制后每 7 天减少 5~10mg/ 日至维持量。

小剂量的糖皮质激素宜于每晨 7:00~8:00 一次性给予一天药量,或隔天晨 7:00~8:00 一次性给予两天药量。

2. 有糖皮质激素禁忌证或反应差者　沙利度胺片,睡前顿服,100mg/ 日,1~2 周后减至 50mg/ 日,然后逐渐减至维持量 25mg/ 日。也可选硫唑嘌呤片,口服,25mg/ 次,2 次 / 日。

注意:定期监测使用上述药物所致的毒副作用。

3. 中医辨证施治,酌情选用中成药:六味地黄丸口服,6g/ 次,2 次 / 日;或知柏地黄丸口服,9g/ 次,2 次 / 日。

【讨论】

Q:白塞病的病因是什么?

白塞病（Behcet's disease,BD）又称口 - 眼 - 生殖器三联症,以复发性的口、眼、生殖器和皮肤损害为基本临床特征。该病病因尚不明确,有关研究表明,免疫、遗传等因素,纤溶系统、微循环系统障碍,以及病毒、细菌、梅毒螺旋体等感染,微量元素缺乏等可能与本病有关。

Q:白塞病可有哪些临床特征?

1. 常见病损和体征

(1) 口腔溃疡:口腔出现复发性阿弗他溃疡样损害,以轻型多见。

(2) 生殖器溃疡:生殖器反复出现溃疡性损害,形态类似复发性阿弗他溃疡。

(3) 眼部损害:眼睛出现慢性复发性虹膜睫状体炎伴前房积脓等病变。

(4) 皮肤损害:皮肤病损形态多样,结节性红斑、针刺反应阳性、毛囊炎为常见特征性损害。

2. 少见病损和体征

(1) 关节炎:主要累及大关节,以膝关节最多见,症状类似风湿性关节炎。

(2) 心血管损害:以血管病为主要症状,心脏也可累及。

(3) 消化系统损害:以腹痛、恶心、呕吐及消化道出血伴发热为主。

(4) 神经系统损害:多因血管炎和血管周围炎致脑局灶性软化,出现脑膜炎、脑干综合征、器质性精神错乱及周围神经损害等病变。

(5) 呼吸系统损害:肺部病变多见。

(6) 泌尿系统损害:主要损害为肾炎。

Q:白塞病的治疗有哪些特点?

本病目前尚无公认的有效根治办法。多种药物均有效,但停药后大多易复发。治疗的目的在于控制现有症状,防治重要脏器损害,减缓疾病进展。

【预后】

1. 本病呈慢性进程,缓解与复发可持续数年甚全数十年之久。

2. 在病程中可发生失明、腔静脉阻塞及瘫痪等。

3. 由于神经系统、血管、胃肠道受累偶可致死。

【预防】

1. 关键在于及时发现、及时治疗可能引起严重后果的多系统多脏器病损。

2. 应特别注意系统性疾病的可疑症状,如防止继发感染、大咯血、肠穿孔、动脉栓塞及动脉瘤破裂。

第三节　创伤性溃疡

【病例简介】

患者,男性,55 岁。

主诉:舌头溃烂 10 余天。

现病史:舌头溃烂10余天,疼痛明显,影响进食。自述10天前吃饭时曾咬伤舌头,随后舌头开始溃烂,现来医院就诊。

既往史:否认系统性疾病史,否认药物过敏史。

【临床检查】

舌腹左侧后份可见一处近似椭圆形溃疡,大小约1cm×0.5cm,有淡黄色假膜覆盖,溃疡表面凹陷,周缘黏膜红肿明显,触诊柔软,触痛不明显,36松动,舌侧牙尖边缘锐利,与溃疡位置相吻合(图2-9)。

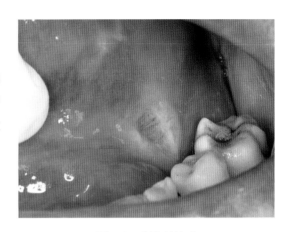

图2-9　创伤性溃疡

舌腹溃疡,溃疡形状与邻牙牙尖吻合

(武汉大学口腔医学院供图)

【诊断】

Q:本病的诊断是什么?

创伤性溃疡。

Q:创伤性溃疡的诊断要点是什么?

1. 具有明确的理化刺激因素或自伤、灼伤等病史。

2. 溃疡的大小、部位、形态与刺激因素相吻合。

3. 无复发史。

4. 去除刺激因素后,溃疡很快好转或痊愈。

【治疗】

Q:创伤性溃疡的治疗原则是什么?

1. 首要措施是尽快去除刺激因素。

2. 局部涂敷消炎防腐、止痛、促进溃疡愈合药物。

3. 长期不愈的深大溃疡注意排除癌变。

Q:治疗创伤性溃疡的常用药物有哪些?

(一)局部用药

1. 溶液剂

(1)氯己定溶液(chlorhexidine solution)

(2)复方硼砂溶液(compound borax solution)

(3)呋喃西林溶液(nitrofurazone solution)

2. 糊剂

(1)金霉素倍他米松糊剂(chlortetracycline betamethasone paste)

(2)曲安奈德口腔软膏(triamcinolone dental paste)

（3）地塞米松软膏（dexamethasone）

3. 散剂

（1）西瓜霜粉剂

（2）冰硼散

（3）锡类散

（4）溃疡散

4. 喷雾剂

（1）重组人表皮生长因子喷剂（recombinant human epidermal growth factor spray）

（2）重组人酸性成纤维细胞生长因子喷剂（recombinant human acidic fibroblast growth factor spray）

5. 凝胶剂

（1）复方甘菊利多卡因凝胶（compound chamomile and lidocaine hydrochloride gel）

（2）重组牛碱性成纤维细胞生长因子凝胶（recombinant bovine basic fibroblast growth factor gel）

（3）重组人表皮生长因子凝胶（recombinant human epidermal growth factor gel）

6. 注射剂

（1）曲安奈德注射液（triamcinolone acetonide injection）

（2）泼尼松龙注射液（prednisone injection）

（3）复方倍他米松注射液（compound betamethasone injection）

（二）全身用药

康复新溶液。

Q：如何制订本病的治疗方案？

（一）去除局部刺激因素

调磨锐利牙尖。

（二）局部用药

1. 消毒防腐制剂　0.02% 复方氯己定溶液，含漱，3 次 / 日。

2. 糖皮质激素制剂　0.1% 曲安奈德口腔软膏，涂敷患处，3 次 / 日；或 0.1% 地塞米松软膏，涂敷患处，3 次 / 日。

3. 止痛制剂　复方甘菊利多卡因凝胶，涂敷患处，3 次 / 日。

4. 生物制剂　重组人表皮生长因子凝胶，涂敷患处，1 次 / 日；重组牛碱性成纤维细胞生长因子凝胶，涂敷患处，1 次 / 日。

【讨论】

Q：创伤性溃疡的病因是什么？

创伤性溃疡是指由机械、物理、化学等局部刺激因素所致的病因明确的口腔黏膜损害。常见的创伤因素有残冠、残根、不良修复体、自伤、腐蚀性药物及进食过热、过硬的食物等，一旦刺激去除,溃疡即可愈合。

Q:创伤性溃疡还有哪些特殊的临床类型?

1. 压疮性溃疡　多见于老年人,多由残冠、残根、不良修复体长期刺激所致,溃疡形态常与刺激因子契合,溃疡深及黏膜下层,边缘轻度隆起,色泽灰白,疼痛有时不明显。

2. Bednar溃疡　婴儿吮吸过硬橡皮奶嘴所致,固定发生在硬腭及双侧翼钩处黏膜,溃疡表浅,多对称分布。

3. Riga-Fede溃疡　发生于儿童舌腹黏膜的溃疡,由于过短的舌系带和较锐的新萌下颌中切牙长期摩擦所致,久不治疗则转变为肉芽肿性溃疡,扪诊较坚韧,有时影响舌活动度。

4. 自伤性溃疡　多见于有咬颊、咬唇等不良习惯的儿童,溃疡深在,长期不愈,溃疡外形不规则,溃疡基底部略硬或有肉芽组织,触诊疼痛不明显。

5. 化学灼伤性溃疡　组织坏死表面有易碎的白色假膜,溃疡表浅,疼痛明显。

6. 热灼伤性溃疡　有确切的热灼伤史,初始为疱,疱壁破溃后形成表浅溃疡,疼痛明显。

【预防】

1. 避免不良理化因素的刺激。

2. 养成良好进食习惯。

3. 定期检查口腔健康状况。

4. 避免口腔治疗中的操作失误。

5. 腐蚀性药物要放置在儿童不能拿取的安全地方。

第四节　放射性口炎

【病例简介】

患者,女性,61岁。

主诉: 口腔溃烂2周余。

现病史: 1个月来,患者因鼻咽癌进行放疗,造成口腔溃烂2周余,进食时疼痛。

既往史: 鼻咽癌放疗史,否认药物过敏史。

【临床检查】

双侧颊部、软腭大范围充血糜烂,表面黄白色假膜覆盖,触痛明显,全口唾液分泌较少,右侧口角区皲裂糜烂(图2-10~ 图2-12)。

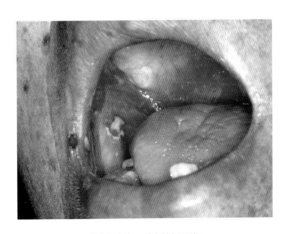

图2-10　放射性口炎
右颊、软腭大面积充血糜烂
(武汉大学口腔医学院供图)

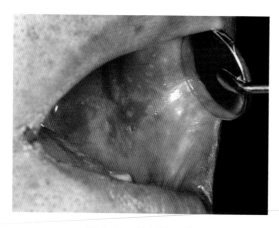

图 2-11　放射性口炎

左颊大面积充血糜烂

（武汉大学口腔医学院供图）

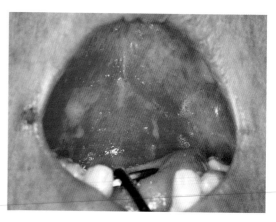

图 2-12　放射性口炎

软腭大面积充血糜烂，唾液黏稠

（武汉大学口腔医学院供图）

实验室检查：刮取软腭黏膜表面白色斑点及脱落上皮行涂片检查，镜下可见较多芽生孢子和假菌丝。

【诊断】

Q：本病的诊断是什么？

放射性口炎。

【治疗】

Q：放射性口炎的治疗原则是什么？

1. 减轻症状。

2. 促进愈合。

3. 防治感染。

Q：治疗放射性口炎的常用药物有哪些？

（一）局部用药

1. 溶液剂

（1）聚维酮碘溶液（povidone iodine solution）

（2）氯己定溶液（chlorhexidine solution）

（3）复方硼砂溶液（compound borax solution）

（4）碳酸氢钠溶液（sodium bicarbonate solution）

2. 糊剂

（1）达克罗宁糊剂（dyclonine paste）

（2）制霉菌素糊剂（nystatin paste）

（3）曲安奈德口腔软膏（triamcinolone dental paste）

（4）金霉素倍他米松糊剂（chlortetracycline betamethasone paste）

3. 散剂

（1）养阴生肌散

（2）冰硼散

4. 喷雾剂

（1）重组人表皮生长因子喷剂（recombinant human epidermal growth factor spray）

（2）重组人酸性成纤维细胞生长因子喷剂（recombinant human acidic fibroblast growth factor spray）

5. 口含片

（1）青霉素 V 钾含片（phenoxymethylpenicillin potassium）

（2）氯己定含片（chlorhexidine buccal tablet）

（3）克霉唑含片（clotrimazole buccal tablet）

（4）地喹氯铵含片（dequalinium chloride buccal tablets）

（5）双氯芬酸钠含片（diclofenac buccal tablets）

6. 凝胶剂

（1）咪康唑凝胶（miconazole gel）

（2）氯己定凝胶（chlorhexidine gel）

（3）复方甘菊利多卡因凝胶（compound chamomile and lidocaine hydrochloride gel）

7. 人工替代品

（1）人工唾液（artifical saliva）

（2）百奥素凝胶（bioxtra gel）

（二）全身用药

1. 免疫增强剂

（1）胸腺素（thymosin）

（2）转移因子（transfer factor）

（3）干扰素（interferon）

（4）卡介苗多糖核酸（BCG-polysaccharide and nucleic acid）

（5）匹多莫德（pidotimod）

2. 抗真菌药

（1）氟康唑（fluconazole）

（2）伊曲康唑（itraconazole）

（3）酮康唑（ketoconazole）

（4）两性霉素 B（amphotericin B）

3. 解热镇痛药

（1）布洛芬（ibuprofen）

（2）双氯酚酸钠（diclofenac sodium）

（3）阿司匹林（aspirin）

（4）保泰松（phenylbutazone）

4. M_3 受体激动剂解热镇痛药

（1）毛果芸香碱（pilocarpine）

（2）西维美林（cevimeline）

（3）环戊硫酮（anethole trithione）

5. 维生素及微量元素类

（1）维生素 B_2（vitamin B_2）

（2）复合维生素 B（compound vitamin B）

（3）叶酸（folic acid）

（4）甲钴胺（methycobal）

（5）多维元素（vitamin with minerals）

6. 中成药

（1）芦笋胶囊

（2）六味地黄丸

（3）知柏地黄丸

（4）黄芪颗粒

Q：如何制订本病的治疗方案？

（一）局部用药

1. 含漱剂　0.02% 复方氯己定溶液，含漱，3 次 / 日；或碳酸氢钠溶液，含漱，3 次 / 日。

2. 抗真菌制剂　制霉菌素糊剂，涂敷患处，3 次 / 日；或克霉唑含片，含化，3 次 / 天。

3. 生物制剂　重组人表皮生长因子凝胶，涂敷患处，1 次 / 天；或重组牛碱性成纤维细胞生长因子凝胶，涂敷患处，1 次 / 日。

4. 止痛制剂　复方甘菊利多卡因凝胶，涂敷患处，3 次 / 日。

5. 唾液代用品　人工唾液，或口腔湿润凝胶，口干时用。

（二）全身用药

1. M_3 受体激动剂　环戊硫酮片，口服，25mg/ 次，3 次 / 日；或毛果芸香碱片，口服，5mg/ 次，3~4 次 / 日。

2. 维生素类　叶酸片，口服，5~10mg/ 次，3 次 / 日；复合维生素 B 片，口服，2 片 / 次，3 次 / 日；甲钴胺片，口服，0.5mg/ 次，3 次 / 日。

3. 中医辨证施治　酌情选用中成药：芦笋胶囊，口服，0.3~0.6g/ 次，3 次 / 日；或六味地黄丸，口服，6g/ 次，2 次 / 日。

【讨论】

Q：放射性口炎的病因是什么？

　　放射性口炎是由于放射线电离辐射引起的急、慢性口腔黏膜损伤,临床上常见于头颈部恶性肿瘤接受放射治疗者,故又可以被称为放射治疗诱发性口腔黏膜(radiotherapy-induced oral mucositis,RTOM),该病是肿瘤放射治疗最常见的并发症之一。

Q:放射性口炎可有哪些临床类型?

1. 急性放射性口炎

(1) 放射线照射后短时间内口腔黏膜糜烂、溃疡,伴张口、进食困难等功能障碍。

(2) 全身症状包括头昏、失眠、食欲差、脱发等。

2. 慢性放射性口炎

(1) 放射治疗 1~2 年后出现口腔干燥、味觉异常,可伴发念珠菌感染。

(2) 可见猖獗龋、牙龈出血、张口受限等其他口腔并发症。

(3) 全身症状包括食欲差、疲倦、头痛、记忆力下降、失眠等。

【预后】

1. 急性放射性口炎若治疗及时,可逐渐愈合。

2. 慢性放射性口炎预后较差,不适症状可长期存在。

3. 若继发感染未得到有效控制,则预后较差,且易复发。

【预防】

1. 改进投照技术,严格控制辐射剂量,加强非照射区的防护。

2. 对非肿瘤放射人员应尽量减少不必要的放射线照射。

(梁雪艺)

参考文献

1. 周刚.对《复发性阿弗他溃疡诊疗指南(试行)》的讨论与解读.中华口腔医学杂志,2012,47(7):408-409

2. 周红梅,周刚,周威,等.口腔黏膜病药物治疗精解.北京:人民卫生出版社,2010

3. Tappuni AR,Kovacevic T,Shirlaw PJ,et al. Clinical assessment of disease severity in recurrent aphthous stomatitis. J Oral Pathol Med,2013,42(8):635-641

4. Messadi DV,Younai F. Aphthous ulcers. Dermatol Ther,2010,23(3):281-290

5. Preeti L,Magesh KT,Rajkumar K,et al. Recurrent aphthous stomatitis. J Oral Maxillofac Pathol,2011,15(3):252-256

6. Greenberg MS,Glick M. Burket's Oral Medicine:diagnosis and treatment. 11th ed. Onario:B. C. Decker Inc,2008

7. International Team for the Revision of the International Criteria for Behçet's Disease(ITR-ICBD). The International Criteria for Behçet's Disease(ICBD):a collaborative study of 27 countries on the sensitivity and specificity of the new criteria. J Eur Acad Dermatol Venereol,2014,28(3):338-347

第三章
口腔黏膜大疱类疾病

第一节 天 疱 疮

【病例简介】

患者,男性,40 岁。

主诉:口腔溃疡 1 年余。

现病史:1 年来一直患口腔溃疡,自觉刷牙及进食时疼痛,有时伴有出血,自行口服抗生素及维生素未见好转,现来医院就诊。

既往史:高血压病史 5 年,否认药物过敏史。

【临床检查】

双侧颊黏膜、上下唇内侧黏膜及上下颌牙龈可见多处不规则形糜烂面,表面少量淡黄色假膜覆盖(图 3-1~ 图 3-4),探针可无痛性伸入糜烂面边缘(图 3-5),尼氏征(+),上下唇红可见小块糜烂结痂。胸部皮肤可见不规则形糜烂,表面少量渗液(图 3-6)。

病检:右颊黏膜上皮可见棘层松解及上皮内疱形成,结合临床,符合天疱疮(图 3-7)。

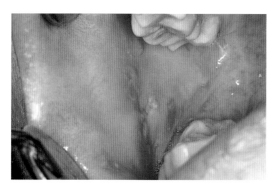

图 3-1 天疱疮

右颊黏膜糜烂

(武汉大学口腔医学院供图)

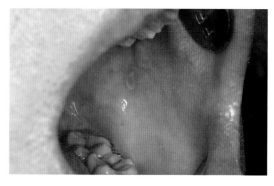

图 3-2 天疱疮

左颊黏膜糜烂

(武汉大学口腔医学院供图)

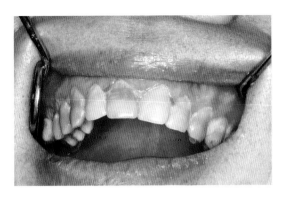

图 3-3 天疱疮

上颌牙龈充血糜烂

（武汉大学口腔医学院供图）

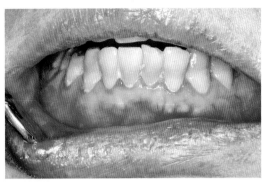

图 3-4 天疱疮

下颌牙龈充血糜烂

（武汉大学口腔医学院供图）

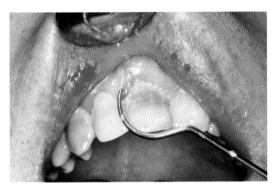

图 3-5 天疱疮

牙龈探针试验阳性

（武汉大学口腔医学院供图）

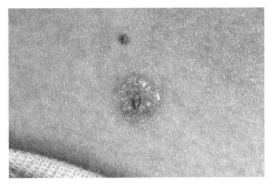

图 3-6 天疱疮

胸前皮肤糜烂

（武汉大学口腔医学院供图）

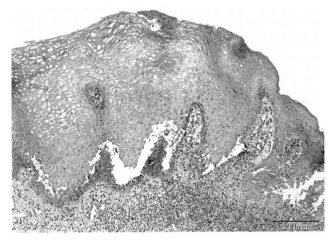

图 3-7 天疱疮

右颊黏膜上皮可见棘层松解及上皮内疱形成

（武汉大学口腔医学院供图）

【诊断】

Q:该病的诊断是什么?

天疱疮。

Q:天疱疮的诊断标准是什么?

天疱疮的诊断标准见表 3-1。

表 3-1　天疱疮的诊断标准

1. 典型临床表现	2. 组织病理检查发现棘层松解
（1）大小不等水疱	3. 免疫荧光直接法证实上皮组织可与 IgG 抗体结合
（2）上皮剥脱或不规则形糜烂面	
（3）尼氏征阳性,揭皮试验阳性	4. 免疫荧光间接法证实有循环自身抗体存在

Q:本病应该与哪些疾病进行鉴别诊断?

1. 多形性红斑　多形性红斑起病急骤,口腔多处黏膜突然出现水疱、糜烂,尼氏征一般为阴性,四肢皮损表现为靶形红斑,其他部位黏膜,如眼结膜、尿道、肛门也常受累,病程较短,有一定的自愈性,其发病机制与超敏反应有关。

而天疱疮通常为慢性病程,没有自愈倾向,口腔内易受摩擦部位出现水疱、糜烂,尼氏征阳性,躯干皮肤也可出现水疱、糜烂。

2. 其他疱性疾病　详见本章第二节。

【治疗】

Q:如何制订天疱疮的治疗方案?

单独应用肾上腺皮质激素,或联用其他免疫抑制剂是目前治疗天疱疮的一线治疗方案,联用其他非激素类药剂(steroid-sparing agents)可降低因使用肾上腺皮质激素带来的副作用。天疱疮泼尼松片的用药方案见表 3-2。

表 3-2　天疱疮泼尼松片的用药方案

	起始阶段	减量阶段	维持阶段
轻症	泼尼松起始剂量为 40~60mg/ 日	每两周减量 25% 直至 20mg/ 日	缓慢减至 5~10mg,隔日一次
重症	泼尼松起始剂量为 60~100mg/ 日	每两周减量 25% 直至 20mg/ 日	缓慢减至 5~10mg,隔日一次

泼尼松的用量应在病损控制后逐渐递减,直至达到 5~10mg 隔天一次的维持剂量,表 3-2。单独使用泼尼松只能控制少部分病人的病情,如果单独使用泼尼松不能按期实现逐渐减量,应考虑联合应用其他药物。硫唑嘌呤(azathioprine)是治疗天疱疮最常用的联合药物,硫唑嘌呤的起始剂量大约为每千克体重 4mg/ 日,该剂量应维持 18~24 个月,在此期间泼尼松应逐渐减量至 5mg 隔天一次的维持剂量。对于不能耐受硫唑嘌呤的病人,可以使用每千克体重 35~45mg/ 日的

麦考酚酯酸吗乙酯(mycophenolate mofetil)。环磷酰胺(cyclophosphamide)由于毒副作用较大,仅用于难治性的重症病人,方法为每千克体重 2~3mg/ 日。对于病情进展快的病人,血浆置换疗法(plasmapheresis)可以使病情得到迅速的改善。

近年来,新的辅助治疗方法不断发展,例如大剂量静脉注射免疫球蛋白疗法(intravenous immunoglobulins,IVIG)、免疫吸附疗法(immunoadsorption,IA)以及利妥昔单抗(rituximab)等,这些方法都可以作为二线治疗方案备用,见表3-3。

表 3-3　天疱疮治疗方案的选择

一线治疗方案:	二线治疗方案:
泼尼松	静脉注射免疫球蛋白疗法(IVIG)
泼尼松 + 硫唑嘌呤或麦考酚酸吗乙酯	免疫吸附疗法(IA)
泼尼松 + 环磷酰胺或苯丁酸氮芥	利妥昔单抗(rituximab)
泼尼松 + 环磷酰胺 + 短期血浆置换疗法	

Q:治疗天疱疮的常用药物有哪些?

(一) 局部用药

1. 溶液剂

(1) 氯己定溶液(chlorhexidine solution)

(2) 复方硼砂溶液(compound borax solution)

(3) 碳酸氢钠溶液(sodium bicarbonate solution)

(4) 地塞米松溶液(dexamethasone solution)

2. 糊剂

(1) 曲安奈德口腔软膏(triamcinolone acetonide dental paste)

(2) 地塞米松软膏(dexamethasone solution)

(3) 金霉素倍他米松糊剂(chlortetracycline betamethasone paste)

3. 散剂

(1) 养阴生肌散

(2) 冰硼散

(3) 咪康唑散剂(miconazole powder)

4. 注射剂

(1) 曲安奈德注射液(triamcinolone acetonide injection)

(2) 复方倍他米松注射液(compound betamethasone injection)

(3) 泼尼松龙注射液(prednisolone injection)

(二) 全身用药

1. 肾上腺糖皮质激素

(1) 泼尼松(prednisone)

(2) 地塞米松(dexamethasone)

2. 免疫抑制剂

（1）硫唑嘌呤（azathioprine）

（2）环磷酰胺（cyclophosphamide）

（3）沙利度胺（thalidomide）

（4）环孢素（ciclosporin）

（5）他克莫司（tacrolimus）

（6）麦考酚酸吗乙酯（mycophenolate mofetil）

3. 抗生素

（1）四环素（tetracycline）

（2）米诺环素（minocycline）

（3）柳氮磺胺吡啶（sulfasalazine）

4. 维生素、微量元素类

（1）烟酰胺（nicotinamide）

（2）维生素 B$_6$（vitamin B$_6$）

（3）维生素 C（vitamin C）

（4）维生素 D（vitamin D）

（5）碳酸钙 D$_3$（calcium carbonate and vitamin D$_3$）

（6）氯化钾（potassium chloride）

5. 其他

（1）氨苯砜（dapsone）

（2）依那西普（etanercept）

（3）硫糖铝（sucralfate）

（4）氢氧化铝（aluminium hydroxide）

6. 中成药

（1）雷公藤总苷片（tripterygium glycosides tablet）

（2）昆明山海棠片（tripterygium hypoglaucum tablet）

【讨论】

Q:天疱疮的病因是什么?

天疱疮是一类少见的严重的慢性的累及黏膜及皮肤的大疱类疾病。该病为自身免疫性疾病,机体可产生自身抗体,还可能与某些药物(例如青霉胺等)有关。各型天疱疮的基本病理变化为棘层松解或上皮内疱(或裂隙)形成,在临床检查及组织病理诊断有困难时,免疫荧光检查具有重要的诊断价值。

Q:哪些人容易患天疱疮?

天疱疮的发病具有一定的种族倾向性,以下三种人群好发此病:北欧犹太人(Ashkenazi

Jews)、地中海民族(Mediterranean)、南亚民族(South Asian)。

Q:寻常型天疱疮是怎么发病的?

寻常型天疱疮是最常见的一型天疱疮,大约占所有天疱疮病人的70%左右,男女患病率大致相当,常见于40~50岁。寻常型天疱疮病人几乎都有口腔损害,约有50%的病人伴有皮肤损害。

寻常型天疱疮最早发现的自身抗原是桥粒芯蛋白3(desmoglein 3,Dsg3),随后又在一部分病人体内发现了另一种自身抗原桥粒芯蛋白1(desmoglein 1,Dsg1)。口腔黏膜主要表达的自身抗原是Dsg3,而皮肤则同时表达Dsg1和Dsg3,在寻常型天疱疮的早期,机体产生抗Dsg3的自身抗体,此时仅出现口腔病损;随着病情的进展及抗Dsg1的自身抗体出现,口腔皮肤均可受累。近来的研究表明,可能与寻常型天疱疮有关的其他致病自身抗原还有桥粒胶蛋白(desmocollin)、p53凋亡相关作用蛋白PMP22(p53 apoptosis effector related to peripheral myelin protein 22)、乙酰胆碱受体(acetylcholine receptors)及线粒体抗原(mitochondrial antigens)等。

Q:什么是副肿瘤性天疱疮?

副肿瘤性天疱疮常伴发有淋巴细胞增殖性改变,例如非霍奇金淋巴瘤、慢性淋巴细胞性白血病、Castleman病(又称血管滤泡性淋巴组织增生)、胸腺瘤、Waldenstrom巨球蛋白血症以及梭形细胞肉瘤等。患者常同时伴有明显的黏膜皮肤病损,可检测到桥粒芯蛋白1和3,同时还可检测到另外一组蛋白——斑蛋白(plakin),斑蛋白包括桥粒斑蛋白Ⅰ和Ⅱ(desmoplakin Ⅰ & Ⅱ)、BP1(bullous pemphigoid antigen 1)、包斑蛋白(envoplakin)、周斑蛋白(periplakin)和网蛋白(plectin)。

副肿瘤性天疱疮进展较快,常在2年内由于伴发的恶性肿瘤致病人死亡,但如果伴发的是良性肿瘤,如胸腺瘤或局限性Castleman病,则该病可在肿瘤彻底切除后6~12个月内治愈。副肿瘤性天疱疮是天疱疮中唯一侵犯脏器的一种类型,目前针对该病尚无理想的疗法,中等剂量的肾上腺皮质激素与环孢素联合使用可以部分缓解病情。

Q:天疱疮是恶性疾病吗?

天疱疮是一类具有潜在生命威胁的疾病,大多数天疱疮属于良性疾病,但副肿瘤性天疱疮可伴发恶性肿瘤。在肾上腺皮质激素类药物上市以前,寻常型天疱疮致死率高达约70%,目前,寻常型天疱疮的致死率约为5%~10%。致死原因不再是疾病本身所致,而是由于高剂量的肾上腺皮质激素所引起的并发症,这些严重的并发症包括感染、消化道溃疡、高糖血症、高脂血症、高血压、肌疾病、认知障碍、骨质疏松及血栓栓子并发症等。天疱疮治疗过程中全身使用免疫抑制剂不可避免,治疗期间需要对病人进行密切监护,见表3-4。

表3-4 天疱疮患者糖皮质激素治疗期间监护项目

每天监护	每周监护	每月监护
低盐、低碳水化合物食谱	临床口腔检查	血清自身抗体滴度
血压	体重	骨密度
记录疾病症状	血液分析及血糖检测	

第二节 黏膜类天疱疮

【病史简介】

患者,女性,65 岁。

主诉:牙龈溃疡 1 月余。

现病史:1 个多月来牙龈溃疡,伴有刷牙出血和水疱,自觉刷牙及进食时疼痛加重,未经治疗,现来医院就诊。

既往史:否认系统性疾病史,否认药物过敏史。

【临床检查】

上下颌牙龈充血红肿,局部可见糜烂面,表面覆盖淡黄色假膜(图 3-8,图 3-10),上下颌前牙区附着龈透明水疱,内有液体积存(图 3-9,图 3-11),触痛,尼氏征(−),左眼结膜充血明显,伴有轻

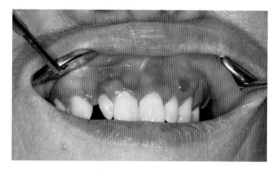

图 3-8 类天疱疮

上颌牙龈充血糜烂,有透明水疱

(武汉大学口腔医学院供图)

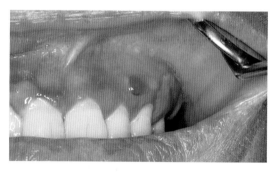

图 3-9 类天疱疮

左侧上颌前牙区附着龈水疱

(武汉大学口腔医学院供图)

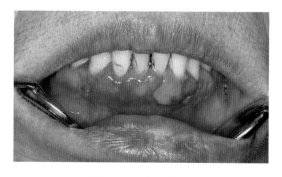

图 3-10 类天疱疮

下颌牙龈充血糜烂

(武汉大学口腔医学院供图)

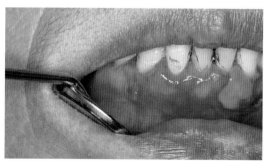

图 3-11 类天疱疮

右侧下颌前牙区附着龈水疱

(武汉大学口腔医学院供图)

度睑球粘连(图3-12)。

病检报告:黏膜上皮下裂隙形成,符合类天疱疮改变(图3-13)。

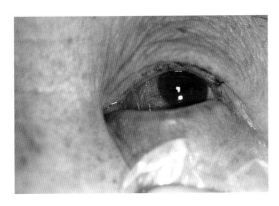

图3-12　类天疱疮

左眼充血发红伴睑球粘连

(武汉大学口腔医学院供图)

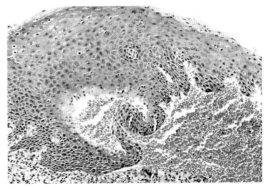

图3-13　类天疱疮

黏膜上皮下裂隙形成

(武汉大学口腔医学院供图)

【诊断】

Q:该病的诊断是什么?

黏膜类天疱疮。

Q:黏膜类天疱疮还曾有过哪些名称?

由于该病最重要的临床特征是瘢痕形成,所以也被称为瘢痕性类天疱疮,但有部分病人可不伴有瘢痕形成。由于该病治疗效果比较好,一般无严重后果,所以也被称为良性黏膜类天疱疮,但有部分病人可以出现严重后果,例如本病累及眼睛,可导致失明;累及食管、生殖道黏膜,可伴有严重的功能障碍。由于该病有部分病人在相当长的一段时间中仅累及口腔黏膜,所以有学者提议使用口腔黏膜类天疱疮或口腔类天疱疮的名称,但是目前尚不能确定随着病程的延长,该病是否会引起其他部位黏膜及皮肤的损害,因此暂不能确定口腔类天疱疮是黏膜类天疱疮中独立的一种类型。由于该病累及眼睛会产生严重功能障碍甚至失明,所以也称为眼类天疱疮。

综上所述,该病最合适的名称应该是黏膜类天疱疮。

Q:黏膜类天疱疮的诊断标准是什么?

1. 临床检查　口腔黏膜是最常受累的部位,其余依次是眼睛、鼻黏膜、鼻咽黏膜、肛门生殖道黏膜、皮肤、喉头及食管。口腔病损最常发生于附着龈及腭黏膜,较少发生于唇、舌及颊黏膜。

2. 组织病理检查　上皮下疱或上皮下裂隙形成,有时伴有炎性细胞浸润。

3. 直接免疫荧光　基底膜区有IgG、IgA及C3中的一种或多种具有连续的线性沉积的特征。

4. 间接免疫荧光检查　血清中存在有抗基底膜区域成分的循环抗体存在,但是存在较多的假阳性及假阴性结果。

有学者认为,黏膜类天疱疮的诊断必须通过组织病理检查及直接免疫荧光检查确定(诊断标准 1),另有学者则认为通过临床检查及直接免疫荧光检查结果也可确诊(诊断标准 2)。见表 3-5。

表 3-5 黏膜类天疱疮诊断标准

	临床检查	病理检查	直接免疫荧光检查	间接免疫荧光检查
诊断标准 1		√	√	
诊断标准 2	√		√	

【治疗】

Q:治疗黏膜类天疱疮的常用药物有哪些?

(一) 局部用药

1. 溶液剂

(1) 氯己定溶液(chlorhexidine solution)

(2) 复方硼砂溶液(compound borax solution)

(3) 碳酸氢钠溶液(sodium bicarbonate solution)

(4) 地塞米松溶液(dexamethasone solution)

2. 糊剂

(1) 曲安奈德口腔软膏(triamcinolone acetonide dental paste)

(2) 地塞米松软膏(dexamethasone solution)

(3) 金霉素倍他米松糊剂(chlortetracycline betamethasone paste)

3. 散剂

(1) 养阴生肌散

(2) 冰硼散

(3) 咪康唑散剂(miconazole powder)

4. 注射剂

(1) 曲安奈德注射液(triamcinolone acetonide injection)

(2) 复方倍他米松注射液(compound betamethasone injection)

(3) 泼尼松龙注射液(prednisolone injection)

(二) 全身用药

1. 糖皮质激素

(1) 泼尼松(prednisone)

(2) 地塞米松(dexamethasone)

2. 免疫抑制剂

(1) 硫唑嘌呤(azathioprine)

(2) 环磷酰胺(cyclophosphamide)

(3) 沙利度胺(thalidomide)

(4) 环孢素(ciclosporin)

(5) 他克莫司(tacrolimus)

(6) 麦考酚酸吗乙酯(mycophenolate mofetil)

3. 抗生素

(1) 四环素(tetracycline)

(2) 米诺环素(minocycline)

(3) 柳氮磺胺吡啶(sulfasalazine)

4. 维生素、微量元素类

(1) 烟酰胺(nicotinamide)

(2) 维生素 B_6(vitamin B_6)

(3) 维生素 C(vitamin C)

(4) 维生素 D(vitamin D)

(5) 碳酸钙 D_3(calcium carbonate and vitamin D_3)

(6) 氯化钾(potassium chloride)

5. 其他

(1) 氨苯砜(dapsone)

(2) 依那西普(etanercept)

(3) 硫糖铝(sucralfate)

(4) 氢氧化铝(aluminium hydroxide)

6. 中成药

(1) 雷公藤总苷片(tripterygium glycosides tablet)

(2) 昆明山海棠片(tripterygium hypoglaucum tablet)

Q:如何制订黏膜类天疱疮的治疗方案？

黏膜类天疱疮的治疗应该考虑三个因素，即病损部位、严重程度及进展速度，其中病损部位是关键因素。病损累及眼睛、生殖道、鼻咽、食管及喉黏膜的病人通常被认为是"高危"病人，需要采取积极的全身治疗方法；病损仅累及口腔黏膜及皮肤的病人通常被认为是"低危"病人，可以先从局部治疗开始。

(一) 病损只累及口腔黏膜

治疗效果相对较好，最好使用局部药物治疗。

1. 局部用药　最常用的是高效糖皮质激素类药物，0.05% 醋酸氟轻松、0.05% 丙酸氯倍他索局部涂擦，或 5~10mg/ml 曲安奈德注射液局部注射。可使用咪康唑凝胶或氯己定漱口液防止念珠菌感染。在使用糖皮质激素效果不佳时，可考虑使用环孢素局部制剂。

2. 全身用药　可考虑短期小剂量使用全身用药，具体用药参见下文。

(二) 病损不局限于口腔黏膜

1. 局部用药　局部用药同上。

2. 全身用药　可首先使用氨苯砜，从 25mg/ 日逐渐加量至 150mg/ 日；如效果不佳或不能耐受，则可使用糖皮质激素。糖皮质激素的使用应该遵循"高剂量、短疗程"的原则，40mg/ 天泼尼松龙或泼尼松片口服，连服 5 天，然后减为 10~20mg/ 日的剂量，连服 2 周。在糖皮质激素效果不佳时，硫唑嘌呤每千克体重 1~2mg/ 日、环磷酰胺每千克体重 0.5~2mg/ 日也可选用，其他药物如甲氨蝶呤、沙立度胺、麦考酚酸吗乙酯、来氟米特、四环素等也用于本病的治疗。如果上述治疗方法均不能取得良好疗效，可以采用静脉注射免疫球蛋白及血浆置换疗法。

【讨论】

Q. 黏膜类天疱疮的发病机制是什么？

该病是一组自身免疫性炎症性疾病，主要累及黏膜组织，临床表现为水疱、大疱、糜烂，病理特征为上皮下疱形成，伴有基底膜区 IgG、C3、IgA 的线性沉积。目前为止，至少有 10 种不同的基底膜区域成分被确定为引发该病的自身抗原（表 3-6）。

表 3-6　黏膜类天疱疮自身抗原列表

已被确定的黏膜类天疱疮目标抗原	
已知分类	
	BP230（bullous pemphigoid antigen 1，BPAg1）
	BP180（bullous pemphigoid antigen 2，BPAg2）
	层粘连蛋白 5（laminin 5）
	层粘连蛋白 6（laminin 6）
	Ⅶ型胶原（type Ⅶ collagen）
	整合素 β4 亚单位（integrin β4 subunit）
未知分类	
	45kd 上皮蛋白
	168kd 上皮蛋白
	120kd 上皮蛋白
	Uncein

Q：常见的类天疱疮自身抗体及临床特征有哪些？

常见的类天疱疮自身抗体及临床特征见表 3-7。

表 3-7　常见的类天疱疮自身抗体及临床特征

名称	主要自身抗体种类	临床特征
大疱性类天疱疮（bullous pemphigoid）	BP180（BPAg2） BP230（BPAg1）	张力性水疱及糜烂，病损主要位于皮肤
黏膜类天疱疮（mucous membrane pemphigoid）	BP180，laminin 332（laminin 5） BP230，α6β4 integrin，laminin 311（laminin 6） Type Ⅶ collagen	张力性水疱及糜烂，病损主要位于黏膜

续表

名称	主要自身抗体种类	临床特征
妊娠性类天疱疮（pemphigoid gestationis）	BP180 BP230	好发于怀孕期间及生产后
线性 IgA 大疱性皮肤病（linear IgA disease）	LAD-1 BP230（IgA reactivity）	张力性水疱及糜烂，病损主要位于皮肤
获得性大疱表皮松解症（epidermolysis bullosa acquisita）	Type Ⅶ collagen	机械性水疱及炎性改变
Anti-laminin g1/anti-p200 pemphigoid	Laminin γ1（p200 protein）	张力性水疱及糜烂，病损主要位于皮肤
扁平苔藓样类天疱疮（lichen planus pemphigoid）	BP180 BP230	既有苔藓样病损，又有张力性水疱，但病损通常不在同一部位出现

（杜格非）

参考文献

1. 周红梅,周刚,周威,等 . 口腔黏膜病药物治疗精解 . 北京：人民卫生出版社,2010

2. Kasperkiewicz M,Schmidt E,Zillikens D. Current therapy of the pemphigus group. Clin in Dermatol,2012,30（1）：84-94

3. Cirillo N,Cozzani E,Carrozzo M,et al. Urban legends：pemphigus vulgaris. Oral Disease,2012,18（5）：442-458

4. Caso F,Iaccarino L,Bettio S,et al. Refractory pemphigus foliaceus and Behçet's disease successfully treated with tocilizumab. Immunol Res,2013,56（2-3）：390-397

5. Meurer M. Immunosuppressive therapy for autoimmune bullous diseases. Clin Dermatol,2012,30（1）：78-83

6. Perez OA,Patton T. Novel therapies for pemphigus vulgaris：an overview. Drugs Aging,2009,26（10）：833-846

7. Greenberg MS,Glick M. Burket's Oral medicine：diagnosis and treatment. 11th ed. Hamilton,Ontario：BC. Decker Inc.,2008

8. Schmidt E,Zillikens D. Pemphigoid diseases. Lancet,2013,381（9863）：320-332

9. Di Zenzo G,Carrozzo M,Chan LS. Urban legend series：mucous membrane pemphigoid. Oral Dis,2014,20（1）：35-54

第四章

口腔黏膜超敏反应性疾病

第一节　血管神经性水肿

【病例简介】

患者,男性,54 岁。

主诉：嘴唇肿胀 1 天。

现病史：患者昨夜起无明显诱因嘴唇逐渐肿胀,伴唇周皮肤瘙痒,现来我院就诊。患者诉曾有过类似情况发生,后自行消退。

既往史：否认系统性疾病史。

【临床检查】

上下唇红明显水肿(图 4-1、图4-2),界限不清,质地较韧,无触痛。口内黏膜未见明显异常。双手臂及小腿皮肤可见多处不规则形红色丘疹(图 4-3~ 图 4-5)。

【诊断】

Q:本病的诊断是什么?

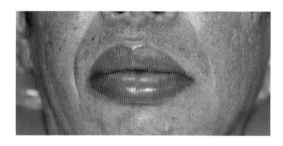

图 4-1　血管神经性水肿

上下唇红弥漫性肿胀(正面观)

(武汉大学口腔医学院供图)

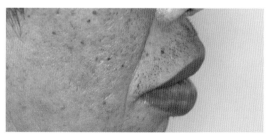

图 4-2　血管神经性水肿

上下唇红弥漫性肿胀(侧面观)

(武汉大学口腔医学院供图)

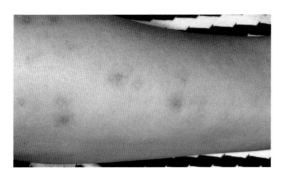

图 4-3 血管神经性水肿

右侧前臂皮肤多处丘疹

（武汉大学口腔医学院供图）

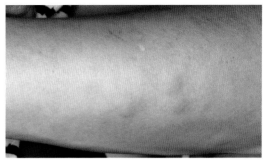

图 4-4 血管神经性水肿

左侧前臂皮肤多处丘疹

（武汉大学口腔医学院供图）

血管神经性水肿。

Q：血管神经性水肿的诊断依据是什么？

1. 病程短、发病急。

2. 好发于结缔组织疏松处，如唇部。

3. 病损表现为较明显的水肿，质地韧而有弹性。

4. 常伴灼热、瘙痒感。

5. 病损可迅速自行消退，但可反复发生。

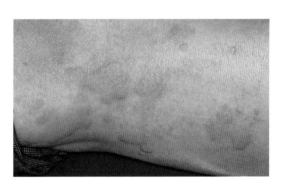

图 4-5 血管神经性水肿

右侧小腿皮肤可见多处丘疹

（武汉大学口腔医学院供图）

Q：本病应与哪些疾病相鉴别？

1. 颌面蜂窝组织炎 颌面部蜂窝组织炎多为牙源性细菌感染，通常可以找到病原牙，常伴有全身症状，发热、畏寒、乏力、白细胞计数增高。肿胀发生缓慢，病区红肿，有时有脓液溢出，肿胀为凹陷性水肿，触痛，不经治疗不会自行消退。

2. 遗传性血管性水肿 遗传性血管性水肿是一种少见的疾病，是常染色体 *C1-INH* 基因（位于 11q12~q13.1）遗传突变造成的。患者缺乏补体 C1 酯酶抑制物，导致出现自限性的组织水肿，大部分患者具有家族遗传史，少部分无家族遗传史的患者则是由于相关基因突变所致。患者终生反复出现皮下或黏膜下水肿，使用抗过敏药物治疗无效，需要补充外源性补体 C1 酯酶抑制物。

【治疗】

Q：血管神经性水肿的治疗原则是什么？

1. 积极寻找并规避过敏原。

2. 肿胀局限、轻微者可不需全身用药，肿胀严重者全身抗过敏治疗。

3. 对喉头水肿、呼吸困难者需采取急救措施。

Q：治疗血管神经性水肿的常用药物有哪些？

（一）局部用药

1. 注射剂

（1）泼尼松龙注射液（prednisolone acetate injection）

（2）曲安奈德注射液（triamcinolone acetonide injection）

（3）复方倍他米松注射液（compound betamethasone injection）

2. 软膏剂

（1）曲安奈德益康唑乳膏（triamcinolone acetonide and econazole cream）

（2）氟轻松软膏（fluocinonide ointment）

（二）全身用药

1. 糖皮质激素

（1）泼尼松（prednisone）

（2）地塞米松（dexamethasone）

（3）氢化可的松（hydrocortisone）

2. 抗组胺药物

（1）氯雷他定（loratadine）

（2）曲普利啶（triprolidine）

3. 电解质平衡调节药　葡萄糖酸钙（calcium gluconate）。

4. 抗休克的血管活性药　肾上腺素（adrenaline）。

5. 维生素类　维生素 C（vitamin C）。

Q：如何制订本病的治疗方案？

1. 局部用药　一般不需局部用药。

2. 全身用药

（1）肿胀症状局限、轻微者，可不需全身用药。

（2）糖皮质激素：肿胀较严重者，泼尼松片，口服，20~30mg/ 次，1 次 / 日，晨起顿服。

（3）抗组胺药：氯雷他定片，口服，10mg/ 次，1 次 / 日；或曲普利啶胶囊，口服，2.5~5mg/ 次，2 次 / 日。

（4）维生素类：维生素 C 片，口服，0.2g/ 次，3 次 / 日。

3. 喉头水肿、呼吸困难者，应密切观察病情发展，给予糖皮质激素。如发生窒息，应立即实施气管切开术进行抢救。

【讨论】

Q：血管性水肿的病因是什么？

过敏性血管性水肿属于荨麻疹的一种，为Ⅰ型超敏反应。发病时，抗原或半抗原进入机体，作用于浆细胞,产生 IgE 抗体,抗体附着于肥大细胞表面,使之脱颗粒,释放活性物质,引发组织肿胀。血管神经性水肿发生于超敏体质者,发病时全身可伴有荨麻疹,使用抗组胺类药物治疗有效,如不符合这些特征,应考虑其他原因导致的血管性水肿,并进行相应处理。

【预后】

1. 本病预后一般良好,多数病损可自行迅速消退。
2. 若致敏因素未避免,可致反复发作。
3. 若肿胀反复发生于舌或软腭等处,可致功能障碍。
4. 个别患者可出现喉头水肿、呼吸困难,若未及时抢救可致窒息。

【预防】

1. 积极寻找致敏因素,避免再次接触。
2. 积极排查、治疗系统疾病和口腔病灶。
3. 谨慎用药。
4. 忌食辛辣、海鲜食物等。

第二节　药物过敏性口炎

【病例简介】

患者,女性,54 岁。

主诉:口腔溃疡 3 天。

现病史:3 天前口腔发生溃疡,逐渐加重,疼痛妨碍进食,伴皮肤发痒,之前曾因患感冒自行服用"感康",3 年前发生过一次类似情况,现来我院就诊。

既往史:否认系统性疾病史及过敏史。

【临床检查】

舌腹可见不规则形糜烂(图 4-6),舌腹左侧糜烂范围较大,表面覆盖淡黄色假膜,周围黏膜充血明显,触痛。上下唇红红肿,唇周皮肤可见较大范围暗红色斑疹(图 4-7)。右手背及颈部皮肤可见圆形红斑(图 4-8、图 4-9)。

【诊断】

Q:该病的诊断是什么?

药物过敏性口炎。

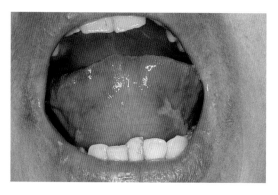

图 4-6　药物过敏性口炎

舌腹两侧糜烂

（武汉大学口腔医学院供图）

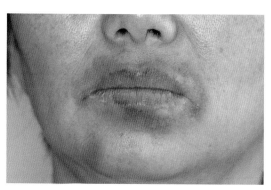

图 4-7　药物过敏性口炎

上下唇红红肿，唇周皮肤红斑

（武汉大学口腔医学院供图）

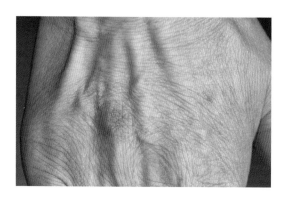

图 4-8　药物过敏性口炎

右手背皮肤红斑

（武汉大学口腔医学院供图）

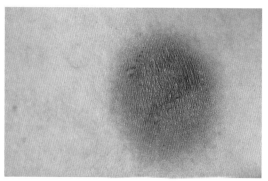

图 4-9　药物过敏性口炎

颈部皮肤红斑

（武汉大学口腔医学院供图）

Q：药物过敏性口炎的诊断依据是什么？

1. 有较明确的用药史，用药与发病时间有因果关系。

2. 口腔黏膜充血、水疱或大面积糜烂，渗出较多，唇部糜烂时可伴血痂。

3. 皮肤可出现红斑、丘疹、水疱等，如有固定性药疹有助于诊断。

4. 重症者可出现多腔孔损害，全身反应较重。

Q：该病应与哪些疾病相鉴别？

药物过敏性口炎与其他疾病的鉴别要点见表 4-1。

表 4-1　药物过敏性口炎与其他疾病的鉴别要点

	药物过敏性口炎	疱疹性龈口炎	天疱疮	创伤性血疱
病因	药物过敏	单纯疱疹病毒感染	自身免疫损伤	机械性创伤
病程	急性发作	急性发作	慢性病程	可急性或慢性

续表

	药物过敏性口炎	疱疹性龈口炎	天疱疮	创伤性血疱
病损特点	口腔黏膜充血、水疱或大面积糜烂,渗出较多,唇部糜烂时可覆有血痂,可伴有红斑、丘疹、水疱等皮肤损害	成簇样小水疱,疱破后形成不规则糜烂,有融合趋势,常伴牙龈炎症,可有皮肤损害	口腔黏膜易受摩擦处如牙龈、磨牙后区、上腭等出现松弛大疱,易破溃形成糜烂,尼氏征阳性,揭皮试验阳性,可伴疱样或糜烂皮损	创伤部位可见紫红色血疱,大小不等,易破溃形成糜烂或浅表溃疡,上覆假膜,不伴皮肤损害
全身情况	重症者全身症状较重	较重	较轻	较轻

【治疗】

Q:药物过敏性口炎的治疗原则是什么?

1. 寻找并停用可疑用药。

2. 全身给予抗过敏及支持治疗。

3. 局部对症治疗,促进愈合,防止继发感染。

4. 用药力求简单,避免使用与可疑致敏药物结构近似的药物。

5. 出现皮肤、眼睛损害时,应及时转相关专科治疗。

Q:治疗药物过敏性口炎的常用药物有哪些?

(一) 局部用药

1. 溶液剂

(1) 氯己定溶液(chlorhexidine solution)

(2) 复方硼砂溶液(compound borax solution)

(3) 依沙丫啶溶液(ethacridine solution)

(4) 地塞米松溶液(dexamethasone solution)

2. 糊剂

(1) 曲安奈德口腔软膏(triamcinolone acetonide dental paste)

(2) 地塞米松软膏(dexamethasone solution)

(3) 金霉素倍他米松糊剂(chlortetracycline betamethasone paste)

3. 散剂

(1) 养阴生肌散

(2) 冰硼散

(3) 西瓜霜粉剂

(4) 锡类散

4. 喷雾剂　重组人表皮生长因子喷剂(recombinant human epidermal growth factor spray)。

5. 口含片

（1）双氯芬酸钠含片（diclofenac sodium lozenges）

（2）地喹氯铵含片（dequalinium chloride buccal tablet）

（3）溶菌酶含片（lysozyme buccal tablet）

6. 凝胶剂

（1）复方甘菊利多卡因凝胶（compound chamomile and lidocaine hydrochloride gel）

（2）复方苯佐卡因凝胶（compound benzocaine gel）

（3）重组牛碱性成纤维细胞生长因子凝胶（recombinant bovine basic fibroblast growth factor gel）

（4）重组人表皮生长因子凝胶（recombinant human epidermal growth factor hydrogel）

7. 软膏剂

（1）曲安西龙软膏（triamcinolone acetonide ointment）

（2）氟轻松软膏（fluocinonide ointment）

（二）全身用药

1. 抗组胺药

（1）氯雷他定（loratadine）

（2）氯苯那敏（chlorphenamine）

（3）曲普利啶（triprolidine）

（4）赛庚啶（cyproheptadine）

（5）氯马斯汀（clemastine）

（6）苯海拉明（diphenhydramine）

2. 糖皮质激素

（1）泼尼松（prednisone）

（2）地塞米松（dexamethasone）

（3）氢化可的松（dydrocortisone）

3. 电解质平衡调节药　葡萄糖酸钙（calcium gluconate）。

4. 抗休克的血管活性药　肾上腺素（adrenaline）。

5. 维生素类　维生素 C（vitamin C）。

Q：如何制订本病的治疗方案？

（一）局部用药

1. 消毒防腐制剂　复方氯己定含漱液，含漱，3 次 / 日；或复方硼砂溶液，1：5 稀释后含漱，3 次 / 日；或 1%~3% 过氧化氢溶液，含漱，3 次 / 日。

2. 生物制剂　重组人表皮生长因子凝胶或重组牛碱性成纤维细胞生长因子凝胶，涂布患处，1 次 / 日；或重组人表皮生长因子喷剂，喷涂患处，1~2 次 / 日。

3. 局部止痛药物　复方苯佐卡因凝胶或复方甘菊利多卡因凝胶，涂布患处，3 次 / 日。

（二）全身用药

1. 糖皮质激素　泼尼松片，口服，20~40mg/ 次，1 次 / 日，晨起顿服。

2. 抗组胺药 氯雷他定片，口服，10mg/次，1次/日；或曲普利啶胶囊，口服，2.5~5mg/次，2次/日。

3. 支持治疗 10% 葡萄糖酸钙注射液，用等量的 5%~25% 的葡萄糖注射液稀释，缓慢静脉注射（每分钟不超过 2ml），1~2g/次，1次/日。

4. 维生素类 维生素 C 片，口服，0.2g/次，3次/日。

（三）物理治疗

口内病损可采用超声雾化辅助治疗，1~2 次/日。

【讨论】

Q：药物过敏性口炎的病因是什么？

药物过敏性口炎的主要机制是 I 型超敏反应。最容易致敏的药物有解热镇痛类药物、磺胺类药物及青霉素。药物通常为小分子化合物，多属于半抗原物质，可与集体内的蛋白质载体结合成为抗原，引起抗体产生，诱发药物过敏性口炎。有时诱发本病的不是药物本身，而是药物在体内的降解产物或代谢产物。

Q：超敏反应可以分为几类？

英国免疫学家 Gell 和 Coombs 在 20 世纪 60 年代提出了一个超敏反应的分类方法，详见表 4-2。随着研究的深入，并不是所有的超敏反应都可以用该分类进行划分，例如莱氏综合征就不能划入

表 4-2 超敏反应的分类

类型	发病机制	临床表现	发病时间
I型	IgE 介导的抗原 -IgE 复合物与肥大细胞结合，释放炎性介质（例如组胺、前列腺素、白三烯等）	荨麻疹、血管性水肿、发热、皮疹、恶心、呕吐、皮肤潮红、腹泻、呼吸困难、支气管痉挛、背痛、极度虚弱、过敏性休克等	数分钟或数小时以内
II型	抗体（主要是 IgG 和 IgM）与表达抗原决定簇的多种细胞相结合，直接激活巨噬细胞、中性粒细胞、嗜酸性粒细胞或激活补体系统通过经典途径引起靶细胞溶解	溶血性贫血、中性粒细胞减少症、血小板减少症	数天
III型	循环中形成免疫复合物（主要是 IgM 和 IgG）沉积于血管内皮细胞表面，激活补体系统，募集并活化中性粒细胞、巨噬细胞破坏血管内皮细胞，导致血管通透性增加	血清病、发热、皮疹、关节痛、肾炎、脉管炎、荨麻疹、淋巴结病	1~3 周
IV型	抗原经抗原呈递细胞呈递给 T 淋巴细胞，使 T 淋巴细胞被激活，致敏的 T 淋巴细胞与抗原结合后发挥细胞毒作用并释放多种促炎细胞因子	过敏接触性皮炎、排斥反应、肉芽肿形成	2~14 天或更长时间

任何一种类型。一些超敏反应可以通过多种机制引起疾病,同一种药物可以在不同的个体引起不同类型的超敏反应,如青霉素可以引起过敏性休克,也可以引起迟发型超敏反应。因此,更合理的超敏反应分类方法还有待进一步的研究。

【预后】

1. 本病预后一般良好。

2. 少数重型患者可出现全身广泛性大疱,并累及多体窍黏膜及内脏,称为莱氏综合征或中毒性表皮坏死松解症,预后较差,可危及生命。

【预防】

1. 患者应牢记有无药物或食物过敏史,医师用药之前也应仔细询问,严格掌握用药适应证和禁忌证。

2. 避免再次接触同样药物及同类药物。

3. 进行脱敏治疗,提高机体对致敏原的耐受能力,防止发病。

第三节　过敏性接触性口炎

【病例简介】

患者,男性,11 岁。

主诉:嘴唇溃烂 2 周。

现病史:患者 2 周前因嘴唇发干涂擦唇膏,导致唇部肿胀溃烂,口周皮肤发痒,经用抗生素治疗后,未见好转,现来我院就诊。

既往史:否认系统性疾病史。

【临床检查】

上下唇唇红肿胀明显,下唇尤为严重,下唇唇红大面积糜烂出血结痂,口腔内黏膜未见病损(图 4-10)。

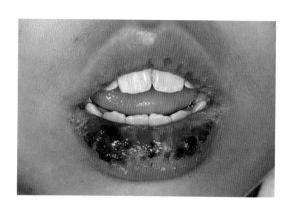

图 4-10　过敏性接触性口炎
下唇糜烂出血结痂
(武汉大学口腔医学院供图)

【诊断】

Q:本病的诊断是什么?

过敏性接触性口炎。

Q:过敏性接触性口炎的诊断依据是什么?

1. 明确的局部接触史。

2. 病损发生在接触致敏物的部位。

【治疗】

Q:过敏性接触性口炎的治疗原则是什么?

1. 去除引起超敏反应的因素。

2. 以局部用药为主,严重者辅以全身用药。

Q:治疗过敏性接触性口炎的常用药物有哪些?

(一)局部用药

1. 溶液剂

(1) 氯己定溶液(chlorhexidine solution)

(2) 复方硼砂溶液(compound borax solution)

(3) 依沙丫啶溶液(ethacridine solution)

2. 糊剂

(1) 曲安奈德口腔软膏(triamcinolone acetonide dental paste)

(2) 地塞米松软膏(dexamethasone solution)

(3) 金霉素倍他米松糊剂(chlortetracycline betamethasone paste)

3. 凝胶剂

(1) 复方甘菊利多卡因凝胶(compound chamomile and lidocaine hydrochloride gel)

(2) 重组牛碱性成纤维细胞生长因子凝胶(recombinant bovine basic fibroblast growth factor gel)

(3) 重组人表皮生长因子凝胶(recombinant human epidermal growth factor hydrogel)

(二)全身用药

1. 抗组胺药

(1) 氯雷他定(loratadine)

(2) 氯苯那敏(chlorphenamine)

(3) 曲普利啶(triprolidine)

2. 糖皮质激素

(1) 泼尼松(prednisone)

(2) 地塞米松(dexamethasone)

Q:如何制订本病的治疗方案?

(一)局部用药

1. 消毒防腐制剂　复方氯己定含漱液,含漱或湿敷,3 次 / 日;或复方硼砂溶液,1∶5 稀释后含漱或湿敷,3 次 / 日;或 1%~3% 过氧化氢溶液,含漱或湿敷,3 次 / 日。

2. 生物制剂　重组人表皮生长因子凝胶或重组牛碱性成纤维细胞生长因子凝胶,涂布患处,1 次 / 日;或重组人表皮生长因子喷剂,喷涂患处,1~2 次 / 日。

3. 局部止痛药物　复方苯佐卡因凝胶或复方甘菊利多卡因凝胶,涂布患处,3 次 / 日。

(二) 全身用药

1. 糖皮质激素　泼尼松片,口服,20~40mg/ 次,1 次 / 日,晨起顿服。

2. 抗组胺药　氯雷他定片,口服,10mg/ 次,1 次 / 日;或曲普利啶胶囊,口服,2.5~5mg/ 次,2 次 / 日。

【讨论】

Q:过敏性接触性口炎的病因是什么?

该病是由于低分子量的抗原分子透过口腔黏膜,被机体吸收而引发的一种迟发型超敏反应(Ⅳ型超敏反应)。这些小分子与口腔黏膜上皮的蛋白质成分相结合形成抗原物质,被上皮层中的朗汉斯细胞捕获,呈递至局部淋巴结的 T 淋巴细胞,使 T 淋巴细胞致敏并进行克隆扩增,当机体再次接触同样物质时,就会在接触部位引发超敏反应。

Q:过敏性接触性口炎还有哪些特殊类型?

过敏性接触性口炎的特殊部分类型见表 4-3。

表 4-3　过敏性接触性口炎的特殊部分类型

	义齿过敏接触性口炎	苔藓样反应	浆细胞性龈炎
过敏原	义齿基托材料	银汞合金	牙膏、食品中的成分及不明物质
发病部位	与义齿基托直接接触的部位	与银汞合金邻近的部位	全口牙龈
临床表现	轻者黏膜充血、发红	黏膜充血发红,伴有白色斑纹	牙龈广泛的充血、红斑、水肿
	重者出现水疱、糜烂	一般单侧分布	有时伴有舌炎及唇炎
去除过敏原	停用现有义齿	更换充填材料	过敏原不易被找到及去除

【预后】

本病预后一般良好,去除或避免接触可疑致敏物后,症状可消退。

【预防】

1. 超敏体质者,应尽量避免接触化学性物质。

2. 少食辛辣刺激、海鲜类食物。

第四节 多形性红斑

【病例简介】

患者,男性,19 岁。

主诉:口腔溃烂 4 天。

现病史:4 天来口腔溃烂,疼痛剧烈,妨碍进食及言语,皮肤及生殖器红疹及溃烂,之前曾有感冒不适,未经治疗,现来我院就诊。

既往史:否认系统性疾病史,否认有药物过敏史。

【临床检查】

上下唇红较大范围糜烂结痂(图 4-11),双颊、舌腹及硬腭大范围不规则形充血糜烂(图 4-12~ 图 4-15),表面覆盖较厚淡黄色假膜,触痛明显,张口中度受限。手指、手掌、手背、脚趾、踝部皮肤可见靶形红斑,龟头及包皮处可见糜烂渗出物(图 4-16~ 图 4-22)。

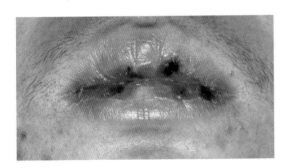

图 4-11 多形性红斑

上下唇红糜烂结痂

(武汉大学口腔医学院供图)

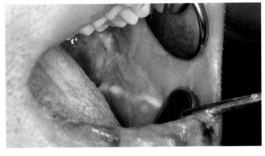

图 4-12 多形性红斑

左颊大面积充血糜烂

(武汉大学口腔医学院供图)

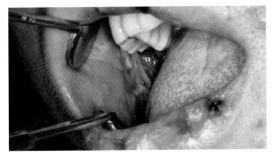

图 4-13 多形性红斑

右颊大面积充血糜烂

(武汉大学口腔医学院供图)

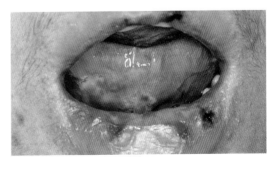

图 4-14 多形性红斑

舌腹、唇部充血糜烂

(武汉大学口腔医学院供图)

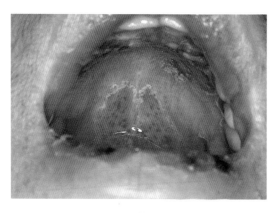

图 4-15　多形性红斑

硬腭充血糜烂

（武汉大学口腔医学院供图）

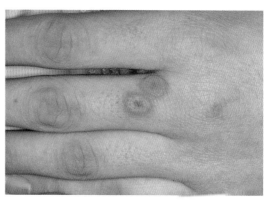

图 4-16　多形性红斑

左手手指皮肤靶型红斑

（武汉大学口腔医学院供图）

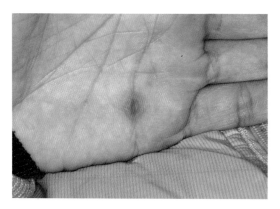

图 4-17　多形性红斑

左手手掌皮肤靶型红斑

（武汉大学口腔医学院供图）

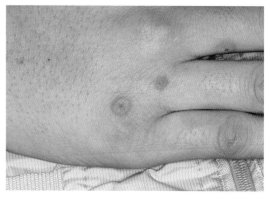

图 4-18　多形性红斑

右手手背皮肤靶型红斑

（武汉大学口腔医学院供图）

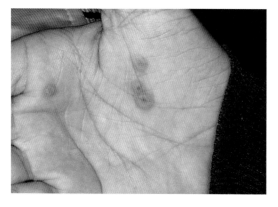

图 4-19　多形性红斑

右手手掌皮肤靶型红斑

（武汉大学口腔医学院供图）

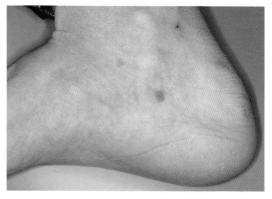

图 4-20　多形性红斑

右脚踝皮肤靶型红斑

（武汉大学口腔医学院供图）

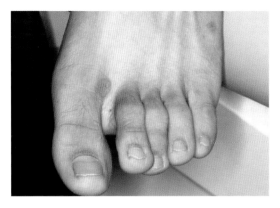

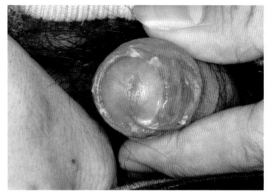

图 4-21　多形性红斑
左脚趾皮肤靶型红斑
（武汉大学口腔医学院供图）

图 4-22　多形性红斑
包皮糜烂渗出
（武汉大学口腔医学院供图）

【诊断】

Q：本病的诊断是什么？
多形性红斑。

Q：多形性红斑的诊断依据是什么？
1. 病程短，起病急骤。有过敏史或无明显诱因。
2. 口腔损害为大面积充血糜烂，上覆较厚假膜，唇红糜烂时可伴血痂。
3. 皮肤病损表现多样，如红斑、丘疹等，虹膜状红斑或靶形红斑最具诊断意义。
4. 重症者可出现多腔孔损害，全身反应较重。
5. 可反复发作。

Q：多形性红斑与疱疹性龈口炎如何鉴别？
多形性红斑与疱疹性龈口炎的鉴别诊断见表 4-4。

表 4-4　多形性红斑与疱疹性龈口炎的鉴别诊断

	多形性红斑	疱疹性龈口炎
好发年龄	青壮年	婴幼儿
前驱症状	多数轻症患者无全身症状	有发热、乏力等全身症状
口腔病损好发部位	全口黏膜均可受累，牙龈病损少见	全口黏膜均可受累，牙龈病损常见
口腔黏膜典型病损	大面积不规则糜烂面，病损较深，周缘充血红肿，有时伴有渗血	密集分布小圆形溃疡面，可互相融合成片，溃疡面较浅
皮肤病损好发部位	位于四肢末端伸侧	位于唇周皮肤
皮肤典型病损	靶形红斑或虹膜状红斑	成簇小水疱，破裂后糜烂结痂

【治疗】

Q:多形性红斑的治疗原则是什么?

1. 全身抗过敏、抗感染及支持治疗。

2. 局部对症治疗,消毒防腐、止痛、促进病损愈合。

3. 用药应慎重,避免再次诱导超敏反应。

4. 重型多形性红斑,应及时转入皮肤病专科住院治疗。

Q:治疗多形性红斑的常用药物有哪些?

(一)局部用药

1. 溶液剂

(1)氯己定含漱液(chlorhexidine solution)

(2)呋喃西林溶液(furacilin solution)

(3)复方硼砂溶液(compound borax solution)

(4)依沙丫啶溶液(ethacridine solution)

(5)地塞米松溶液(dexamethasone solution)

2. 糊剂

(1)曲安奈德口腔软膏(triamcinolone acetonide dental paste)

(2)地塞米松软膏(dexamethasone solution)

(3)金霉素倍他米松糊剂(chlortetracycline betamethasone paste)

(4)达克罗宁糊剂(dyclonine paste)

3. 散剂

(1)养阴生肌散

(2)冰硼散

(3)西瓜霜粉剂

(4)锡类散

4. 喷雾剂 重组人表皮生长因子喷剂(recombinant human epidermal growth factor spray)。

5. 口含片

(1)双氯芬酸钠含片(diclofenac sodium lozenges)

(2)地喹氯铵含片(dequalinium chloride buccal tablet)

(3)溶菌酶含片(lysozyme buccal tablet)

6. 凝胶剂

(1)复方甘菊利多卡因凝胶(compound chamomile and lidocaine hydrochloride gel)

(2)重组牛碱性成纤维细胞生长因子凝胶(recombinant bovine basic fibroblast growth factor gel)

(3)重组人表皮生长因子凝胶(recombinant human epidermal growth factor hydrogel)

（二）全身用药

1. 糖皮质激素

（1）泼尼松（prednisone）

（2）地塞米松（dexamethasone）

（3）氢化可的松（hydrocortisone）

2. 抗组胺药

（1）氯雷他定（loratadine）

（2）氯苯那敏（chlorphenamine）

（3）曲普利啶（triprolidine）

（4）赛庚啶（cyproheptadine）

（5）氯马斯汀（clemastine）

（6）苯海拉明（diphenhydramine）

3. 电解质平衡调节药　葡萄糖酸钙（calcium gluconate）。

4. 维生素类　维生素 C（vitamin C）。

Q：如何制订本病的治疗方案？

1. 局部用药

（1）消毒防腐制剂：复方氯己定含漱液，含漱，3 次 / 日；或复方硼砂溶液，1∶5 稀释后含漱，3 次 / 日；或 1%~3% 过氧化氢溶液，含漱，3 次 / 日。

（2）糖皮质激素制剂：曲安奈德口腔软膏，或地塞米松软膏，涂布患处，3 次 / 日。

（3）生物制剂：重组人表皮生长因子凝胶，或重组牛碱性成纤维细胞生长因子凝胶，涂布患处，1 次 / 日；或重组人表皮生长因子喷剂，喷涂患处，1~2 次 / 日。

（4）局部止痛药物：复方苯佐卡因凝胶，或复方甘菊利多卡因凝胶，涂布患处，3 次 / 日。

2. 全身用药

（1）糖皮质激素：泼尼松片，口服，30~60mg/ 日。病情严重者，可用氢化可的松注射液，稀释后静脉滴注，100mg/ 次，1 次 / 日，疗程根据病情轻重程度而定。

（2）抗组胺药：选氯雷他定片，口服，10mg/ 次，1 次 / 日；曲普利啶胶囊，口服，2.5~5mg/ 次，2 次 / 日。

（3）支持治疗：10% 葡萄糖酸钙注射液，用等量的 5%~25% 的葡萄糖注射液稀释，缓慢静脉注射（每分钟不超过 2ml），1~2g/ 次，1 次 / 日。

（4）维生素类：维生素 C 片，口服，0.2g/ 次，3 次 / 日；或维生素 C 注射液，加入输液静脉滴注，0.5~1g/ 次，1 次 / 日。

3. 物理治疗　口内病损可采用超声雾化治疗，1~2 次 / 日。

4. 如症状严重，损害累及眼部、皮肤、体窍黏膜或累及全身系统者应及时将患者转入皮肤科住院治疗。

【讨论】

Q：多形性红斑的病因是什么？

多形性红斑是一类急性超敏反应性疾病，可同时伴有皮肤及黏膜损害，病损形态多变，常见的诱因是单纯疱疹病毒（HSV）感染及服用某些药物。据报道，约有 90% 的多形性红斑与感染有关，HSV 是最常见的诱因，尤其是 HSV-1。另一种诱因是肺炎支原体。与多形性红斑有关的药物包括磺胺类药物、抗惊厥剂（卡马西平、苯巴比妥、苯妥英）、别嘌呤醇、青霉素等。

Q：多形性红斑有几种临床类型？

1. 按复发频率划分　分为单发性多形红斑（每年发作次数不超过 6 次）、复发性多形性红斑（每年发作次数大于 6 次）及持续性多形性红斑。

2. 按疾病严重程度划分　分为轻型与重型，重型多形性红斑即斯 - 约综合征。斯 - 约综合征、斯 - 约综合征 / 中毒性表皮坏死松解症及中毒性表皮坏死松解症的诱发因素、临床表现及预后均与重型多形性红斑有所不同，因此有学者主张将斯 - 约综合征独立出来，并将斯 - 约综合征、斯 - 约综合征 / 中毒性表皮坏死松解症及中毒性表皮坏死松解症作为同一类疾病。

多形性红斑及相关疾病的临床分类见表 4-5。

表 4-5　多形性红斑及相关疾病的临床分类

分类	临床特点
轻型多形性红斑	感染因素诱发
	主要累及皮肤，表现为靶形红斑，常对称发生，好发于四肢伸侧
	黏膜损害少见，仅累及口腔黏膜，表现为充血、糜烂
	病损范围小于 10% 的体表面积
重型多形性红斑	感染因素诱发
	皮肤病损并且累及两处黏膜病损
	皮肤损害表现为靶形红斑，黏膜损害最常见于口腔黏膜，表现为广泛而严重的充血、糜烂
斯 - 约综合征	药物因素诱发
	皮肤损害范围广泛，不仅限于四肢末端，表现为非典型的靶形红斑
	多处黏膜受累，可形成瘢痕
	有发热、乏力等全身症状
	病损范围小于 10% 的体表面积，但较 EM major 严重
斯 - 约综合征 / 中毒性表皮坏死松解症	药物因素诱发
	皮肤与黏膜损害与 SJS 相似
	病损范围为 10%~30% 的体表面积
	有感冒、发热、乏力等全身症状
中毒性表皮坏死松解症	皮肤损害表现为不规则形红斑
	表皮剥脱范围为大于 30% 的体表面积，可见广泛分布的紫癜及非典型的靶形红斑

Q:哪些药物易诱发斯-约综合征?

斯-约综合征及中毒性坏死性表皮松解症主要由药物引起,大约占 75% 左右,常见的高危药物见表 4-6。

表 4-6　可诱发斯-约综合征及中毒性坏死性表皮松解症的可疑药物

高危药物	危险药物
别嘌呤醇(allopurinol)	头孢菌素(cephalosporins)
卡马西平(carbamazepine)	大环内酯类(macrolides)
甲氧苄啶磺胺甲异噁唑合剂(cotrimoxazole)	奎诺酮类(quinolones)
拉莫三嗪(camotrigine)	四环素类(tetracyclines)
奈韦拉平(nevirapine)	非甾体抗炎药(NSAIDs)例如双氯芬酸(diclofenac)
非甾体抗炎药(NSAIDs):例如美洛昔康(meloxicam)	
苯巴比妥(phenobarbital)	
苯妥英(phenytoin)	

【预后】

1. 本病预后一般良好,但如治疗不当或不及时,可能迁延成亚急性或慢性。
2. 如致病因素未消除,可反复发作。

【预防】

1. 积极治疗系统性疾病,注意查找慢性病灶。
2. 少食辛辣刺激、海鲜类食物。
3. 谨慎用药。
4. 避免过劳或吹寒风、日晒等不良刺激。
5. 加强锻炼,增强机体免疫功能。

(杜格非)

参考文献

1. 周红梅,周刚,周威,等. 口腔黏膜病药物治疗精解. 北京:人民卫生出版社,2010

2. Jaiganesh T, Wiese M, Hollingsworth J, et al. Acute angioedema:recognition and management in the emergency department. Eur J Emerg Med, 2013, 20(1):10-17

3. Grigoriadou S, Longhurst HJ. Clinical Immunology Review Series:An approach to the patient with angio-oedema. Clin Exp Immunol, 2009, 155(3):367-377

4. Greenberg MS, Glick M. Burket's Oral medicine:diagnosis and treatment. 11th ed. Hamilton, Ontario:BC. Decker Inc., 2008

5. Xu YY, Buyantseva LV, Agarwal NS, et al. Update on treatment of hereditary angioedema. Clin Exp Allergy, 2013, 43(4):395-405

6. Hsu D, Shaker M. An update on hereditary angioedema. Curr Opin Pediatr, 2012, 24(5):638-646

7. Descotes J, Choquet-Kastylevsky G. Gell and Coombs's classification: is it still valid? Toxicology, 2001, 158(1-2):43-49

8. Ardern-Jones MR, Friedmann PS. Skin manifestations of drug allergy. Br J Clin Pharmacol, 2011, 71(5):672-683

9. Gamboni SE, Palmer AM, Nixon RL. Allergic contact stomatitis to dodecyl gallate? A review of the relevance of positive patch test results to gallates. Australas J Dermatol, 2013, 54(3):213-217

10. Scully C, Bagan J. Oral mucosal diseases: erythema multiforme. Br J Oral Maxillofac Surg, 2008, 46(2):90-95

11. Sokumbi O, Wetter DA. Clinical features, diagnosis, and treatment of erythema multiforme: a review for the practicing dermatologist. Int J Dermatol, 2012, 8:889-902

12. Lissia M, Mulas P, Bulla A, et al. Toxic epidermal necrolysis(Lyell's disease). Burns, 2010, 36(2):152-163

13. Mockenhaupt M. The current understanding of Stevens-Johnson syndrome and toxic epidermal necrolysis. Expert Rev Clin Immunol, 2011, 7(6):803-813

14. Downey A, Jackson C, Harun N, et al. Toxic epidermal necrolysis: review of pathogenesis and management. J Am Acad Dermatol, 2012, 66(6):995-1003

第五章
口腔黏膜斑纹类疾病

第一节　口腔白色角化病

【病例简介】

患者,男性,47 岁。

主诉: 双颊发白 10 天。

现病史: 10 天前,患者在他院进行口腔检查时,医生发现双颊发白,建议来诊,患者无明显不适。

既往史: 吸烟史(1 包 / 日,10 年),否认系统性疾病史。

【临床检查】

双颊咬合线区、上颌后牙腭侧牙龈可见灰白色斑块,表面平滑,基底柔软,双侧上颌磨牙边缘锐利(图 5-1、图 5-2)。

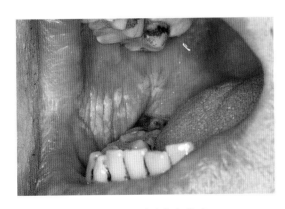

图 5-1　口腔白色角化病

右颊咬合线区灰白色斑块

(武汉大学口腔医学院供图)

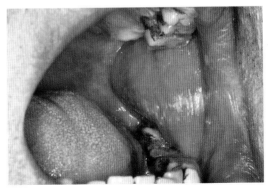

图 5-2　口腔白色角化病

左颊咬合线区灰白色斑块

(武汉大学口腔医学院供图)

【诊断】

Q: 本病的诊断是什么?

白色角化病。

Q: 白色角化病的诊断要点是什么?

1. 灰白色的斑块或斑片。

2. 患者有长期吸烟史,或病损相对应区域有锐利牙尖、残冠、残根或不良修复体。

【治疗】

Q: 白色角化病的治疗原则是什么?

1. 去除局部刺激因素,若病损减轻或消失可不用药。

2. 定期随访,对可疑病例必要时行组织病理学检查。

Q: 治疗白色角化病的常用药物有哪些?

(一) 局部用药

1. 维 A 酸糊剂(tretinoin pastc)

2. 异维 A 酸凝胶(isotretinoin)

3. 维 A 酸乳膏(tretinoin cream)

(二) 全身用药

1. 维生素 A(vitamin A)

2. 维生素 E(vitamin E)

3. 维生素 AD(vitamin AD)

Q: 如何制订本病例治疗方案?

1. 戒烟。

2. 调磨过锐牙尖。

3. 一般无需药物治疗。

【讨论】

Q: 白色角化病的病因是什么?

为长期机械性、化学性刺激引起,最常见的是牙齿的残根、残冠、不良修复体、吸烟及其他口腔不良习惯。

【预后】

预后良好。

【预防】

1. 定期进行口腔检查,去除可能的致病因素,如修整锐利牙尖,拔除残冠、残根,去除不良修复体。

2. 戒烟酒及其他口腔不良习惯。

第二节　口 腔 白 斑

【病例简介】

患者,男性,56 岁。

主诉:舌头白色斑块 6 个月余。

现病史:6 个月前发现舌头出现白色斑块,经用维生素口服治疗后,未见好转,2 天前进食火锅后自觉疼痛,今来就诊。

既往史:吸烟史:40 年,约 10 支 / 天,否认系统性疾病史及过敏史。

【临床检查】

右侧舌腹可见白色斑块,大小约 12mm×6mm,界限清楚,表面粗糙,突起,基底柔软,周围黏膜正常(图 5-3)。

病理检查:上皮增生,伴有过度正角化或过度不全角化;粒层明显,棘层增厚;上皮钉突伸长变粗,固有层和黏膜下层中有炎性细胞浸润。不伴有上皮异常增生。

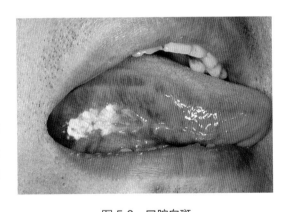

图 5-3　口腔白斑
右侧舌腹白色斑块
(武汉大学口腔医学院供图)

【诊断】

Q:本病的诊断是什么?

口腔白斑。

Q:白斑的诊断要点是什么?

口腔白斑的诊断可分为暂时性诊断(provisional diagnosis)和肯定性诊断(definitive diagnosis)两阶段。

暂时性诊断:如果一种白色的黏膜损害在临床上不能诊断为其他口腔可定义病损,则可作出暂时性诊断的结论。

肯定性诊断:去除暂时性诊断中的可疑致病因子后观察 2~4 周,如果损害持续存在而无消退趋势,应行组织病理学检查,作出肯定性诊断。

Q:本病需与哪些疾病相鉴别?

白斑的鉴别诊断见表 5-1。

表 5-1　白斑的鉴别诊断

	白斑	白色角化病	白色水肿	白色海绵样斑痣	迷脂症	口腔扁平苔藓	口腔黏膜下纤维化	梅毒黏膜斑
发病因素	长期局部刺激因素、吸烟、念珠菌感染、维生素缺乏	长期局部机械或化学刺激	解剖部位因素为主	遗传性或家族性疾病	皮脂腺异位	不明,免疫、精神、感染、内分泌、遗传等因素	咀嚼槟榔、刺激性食物、免疫、遗传、微循环障碍	梅毒螺旋体感染
年龄性别	中老年男性多见	中年男性多见	无特异性	任何年龄	无特异性	中年女性多见	男性多见	无特异性
部位	颊、舌、唇、前庭沟、龈	颊、唇、腭、舌	双颊黏膜咬合线附近	颊、口底及舌腹	颊、唇红	多对称,颊最多,其次舌、唇、龈、腭	颊、腭、唇、舌、咽	口腔黏膜任何部位,唇黏膜多见
病损特征	乳白色、粗糙突起的斑块	灰白色、质软平伏的斑片	乳白色半透明斑片	灰白色水波样皱褶或沟纹	粟粒大小淡黄色丘疹	柔软平伏的珠光白色斑纹	广泛的苍白色平伏斑块,可触及瘢痕样纤维条索	灰白色,光亮而微隆斑片
皮肤损害	无	无	无	无	无	可有	无	可有
局部症状	粗糙,木涩感,伴溃疡者自发痛或刺激痛	无	无	无	无	粗糙疼痛	灼痛感,口干,味觉减退,进食刺激性食物痛,可出现舌活动及张口受限,吞咽困难	无
组织病理	上皮过角化伴异常增生,棘层增厚,固有层炎性细胞浸润	上皮过角化,棘层增厚	上皮细胞内水肿,空泡性变	上皮增厚,棘细胞空泡性变	多个成熟的正常皮脂腺	基层液化变性,固有层淋巴细胞带状浸润	上皮萎缩,固有层、黏膜下层胶原纤维性变	上皮及上皮下结缔组织非特异性炎症

【治疗】

Q:白斑的治疗原则是什么?

1. 卫生宣教。

2. 消除局部刺激因素。

3. 监测和预防恶变。

Q:治疗白斑的常用药物有哪些?

(一)局部用药

1. 溶液剂

(1)碳酸氢钠溶液(sodium bicarbonate solution)

(2)复方氯己定含漱液(compound chlorhexidine solution)

(3)复方硼砂溶液(compound borax solution)

(4)聚维酮碘含漱液(povidone iodine solution)

2. 糊剂

(1)维 A 酸糊剂(tretinoin paste)

(2)类维生素 A 糊剂(retinoic acid paste)

(3)制霉菌素糊剂(nystatin paste)

(4)金霉素甘油糊剂(chlortetracycline glycerol gel)

3. 凝胶

(1)重组牛碱性成纤维细胞因子凝胶(recombinant bovine basic fibroblast growth factor gel)

(2)复方苯佐卡因凝胶(compound benzocaine gel)

(3)异维 A 酸凝胶(isotretinoin)

4. 膏剂　维 A 酸乳膏(tretinoin cream)

(二)全身用药

1. 维 A 酸类

(1)维 A 酸(Tretinoin)

(2)异维 A 酸(isotretinoin)

(3)替马罗汀(temarotene)

2. 抗真菌药

(1)氟康唑(fluconazole)

(2)伊曲康唑(itraconazole)

3. 维生素类

(1)维生素 A(vitamin A)

(2)维生素 E(vitamin E)

(3)维生素 AD(vitamin AD)

（4）番茄红素（lycopene）

Q：白斑的治疗方法都有哪些？

白斑的治疗主要有去除局部刺激因素、药物治疗、手术治疗、物理治疗。其中物理治疗包括冷冻疗法、激光疗法、光动力学疗法。

Q：如何制订本病的治疗方案？

（一）局部用药

1. 若不伴充血糜烂

（1）消毒防腐制剂：2%~4% 碳酸氢钠溶液，含漱，3 次 / 日。

（2）维 A 酸类制剂：维 A 酸乳膏，涂覆患处，1~2 次 / 日；或维 A 酸糊剂，涂覆患处，1~2 次 / 日。

2. 若伴充血糜烂

（1）消毒防腐制剂：0.1% 复方氯己定含漱液，含漱，3 次 / 日；或 2%~4% 碳酸氢钠溶液，含漱，3 次 / 日。

（2）5% 金霉素甘油糊剂：涂覆患处，3 次 / 日；或重组牛碱性成纤维细胞因子凝胶，涂覆患处，1~2 次 / 日。

（3）抗真菌制剂：制霉菌素糊剂，涂覆患处，3 次 / 日。

（二）全身用药

1. 无症状的局限性均质型白斑　一般不需全身用药。

2. 维生素类　维生素 E 胶丸，口服，0.1g/ 次，1 次 / 日；或番茄红素胶囊，口服，10mg/ 次，1 次 / 日。

【讨论】

Q：白斑的病因是什么？

1. 局部刺激因素　吸烟、饮酒、食用过烫过酸刺激食物、咀嚼槟榔、残根残冠、牙齿的锐尖利缘、不良修复体、牙结石等。

2. 口腔念珠菌感染。

3. 人乳头状瘤病毒感染。

4. 微量元素缺乏如锰、锶、钙。

5. 微循环障碍。

6. 遗传因素。

7. 维生素缺乏如维生素 A、E。

Q：白斑有哪些临床类型？

口腔白斑可分为均质型和非均质型，其中均质型分为斑块型和皱纸型，非均质型分为颗粒型、疣状型、溃疡型（表 5-2，图 5-4~ 图 5-7）。

表 5-2　各型白斑的特征

分型	斑块型	皱纸型	颗粒型	疣型	溃疡型
好发部位	舌背、双颊	口底、舌腹	口角区、前庭沟	牙龈、口底、唇	上述各型白斑
病损特征	乳白色斑块，稍高出黏膜，边界清楚，柔软	皱纸样灰白色斑块，表面粗糙，柔软	萎缩发红的黏膜上散在分布白色小颗粒	损害呈刺状或绒毛状突起，表面粗糙，质稍硬	发生溃疡，有明显疼痛

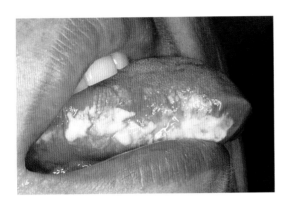

图 5-4　口腔白斑（斑块型）

舌腹乳白色斑块

（武汉大学口腔医学院供图）

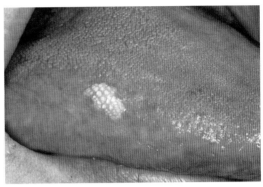

图 5-5　口腔白斑（颗粒型）

舌背白色颗粒状突起

（武汉大学口腔医学院供图）

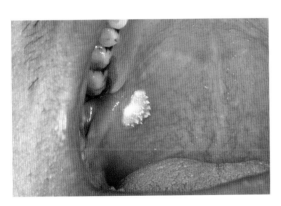

图 5-6　口腔白斑（疣状型）

腭部白色斑块，表面呈毛刺状突起

（武汉大学口腔医学院供图）

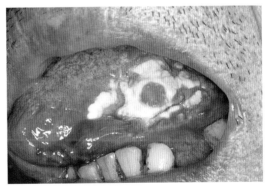

图 5-7　口腔白斑（溃疡型）

舌腹不规则形白色斑块，表面溃疡

（武汉大学口腔医学院供图）

Q：白斑在哪些情况下癌变的危险性增高？

1. 年龄较大。

2. 长期吸烟。

3. 不吸烟的年轻女性。

4. 颗粒型、疣状、溃疡型及伴白色念珠菌感染者。

5. 白斑位于舌缘、舌腹、口底及口角部位。

6. 保守治疗 1 个月以上无效者。

7. 有刺激性和自发性疼痛者。

8. 组织病理学发现中、重度异常增生者。

Q:如何预测白斑的癌变潜能?

甲苯胺蓝染色法、孟加拉红染色法、刷拭活检法、VELscope Vx 光学筛检法、DNA 异倍体检测等均可协助早期诊断白斑癌变趋向。目前,可预测白斑癌变潜能的分子生物学指标有:

1. DNA 异倍体

(1) 白斑异常增生病损组织细胞中,非整倍体具有高度恶变潜能。

(2) 四倍体为中度危险。

(3) 二倍体为低危险度。

2. 端粒酶活性 白斑中端粒酶的过表达与细胞的非典型性变和异常增生密切相关。

3. 杂合性缺失

(1) 3p 和(或)9q 以及 4q、8p、11q、13q、17p 中的一个或多个位点出现杂合性缺失,与白斑的高度危险性相关。

(2) 仅 3p 和(或)9q 出现杂合性缺失与白斑的中度危险性相关。

(3) 低度危险性白斑不出现杂合性缺失。

(4) p53、HPV16 和 HPV18、糖蛋白 podoplanin 亦与白斑的恶变潜能相关。

【预后】

1. 属潜在恶性疾病,应严密观察:是否复发,大小有无变化,是否出现新病损、红色病损或溃疡。

2. 定期复查,终身随访,在第 3、6、12 个月常规复查,以后每年复查一次。

【预防】

1. 戒烟酒、槟榔,少食酸、辣、烫、麻、涩等食物。

2. 定期进行口腔检查,保持口腔卫生,消除刺激因素。

3. 早发现,早诊断,定期随访。

第三节 口 腔 红 斑

【病例简介】

患者,女性,72 岁。

主诉:左颊发红 1 年余。

现病史:左颊发红 1 年余,疼痛不显,曾自行使用"西瓜霜"喷雾剂,效果不佳。近来自觉轻微疼痛。

既往史:否认系统性疾病史、吸烟及饮酒史。

【临床检查】

左颊黏膜中后份可见一处鲜红色斑片,表面光滑,界限清楚,质地柔软(图 5-8)。

【诊断】

Q:本病的诊断是什么?

口腔红斑。

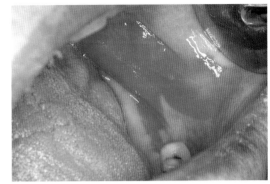

图 5-8 口腔红斑

左颊黏膜鲜红色斑片,表面光滑,界限清楚

(武汉大学口腔医学院供图)

Q:红斑的诊断要点是什么?

1. 口腔黏膜上边界清晰的天鹅绒样鲜红色斑块,在临床和病理上不能诊断为其他疾病。

2. 抗感染治疗效果差。

3. 组织病理学检查 上皮萎缩、上皮异常增生、原位癌或浸润癌。

【治疗】

Q:红斑的治疗原则是什么?

1. 局部抗感染治疗。

2. 严密观察,定期随访,若证实发生癌变及时手术治疗。

Q:治疗红斑的常用药物有哪些?

(一)局部用药

溶液剂:

1. 碳酸氢钠溶液(sodium bicarbonate solution)

2. 复方氯己定含漱液(compound chlorhexidine solution)

3. 复方硼砂溶液(compound borax solution)

4. 聚维酮碘含漱液(povidone iodine solution)

(二)全身用药

1. 维生素 A(vitamin A)

2. 维生素 E(vitamin E)

3. 维生素 AD(vitamin AD)

4. 番茄红素(lycopene)

Q:如何制订本病的治疗方案?

（一）局部用药

消毒防腐制剂：复方氯己定含漱液，含漱，10ml/次，3次/日；或复方硼砂溶液，1∶5稀释含漱，2~3次/日；或2%~4%碳酸氢钠溶液，含漱，3次/日。

（二）全身用药

番茄红素胶囊，口服，10mg/次，1次/日。

（三）密切观察，定期复诊

若组织病理证实发生癌变，应及时手术治疗。

【讨论】

Q：红斑的病因有哪些？

病因不明，多与烟酒有关，也可能与白色念珠菌感染、DNA非整倍性、p53突变、HPV感染相关。

Q：红斑在临床上可分为哪些类型？

临床上红斑分为均质型、间杂型、颗粒型3种。

1. 均质型　鲜红色，表面光滑、柔软、边界清楚。
2. 间杂型　红斑基础上出现散在白色斑点。
3. 颗粒型　红斑基础上出现颗粒状红色小斑点，往往是原位癌或早期鳞癌。

【预后】

红斑属于潜在恶性疾病，预后较差，组织病理学检查常有上皮萎缩、上皮异常增生，有时已为原位癌或鳞癌。

【预防】

尚无有效的预防策略，早期发现病损、密切观察，并与活检和定期随访相结合，防止癌变。红斑患者应终生随访，在第1、3、6、12个月常规复查，以后每年复查一次。

第四节　口腔扁平苔藓

【病例简介】

患者，女性，42岁。

主诉：双颊及舌溃烂2个月余。

现病史：近2个月来，患者双颊、舌缘疼痛明显，进食辛辣刺激性食物尤甚，未经诊治，现来就诊。

既往史：否认全身系统性疾病及药物、食物过敏史。

【临床检查】

双颊、双侧舌缘舌腹可见大面积充血糜烂,周围白色网纹。舌背数个珠光白色斑片。下唇唇红干燥,上覆鳞屑,中份可见糜烂。口角区黏膜白色斑片,唇红缘与皮肤界限清楚(图5-9~图5-13)。

【诊断】

Q:本病的诊断是什么?
口腔扁平苔藓。

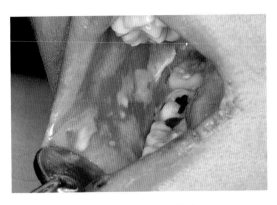

图 5-9 口腔扁平苔藓
右颊大面积充血糜烂,上覆黄白色假膜
(武汉大学口腔医学院供图)

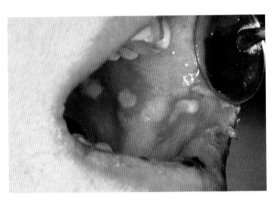

图 5-10 口腔扁平苔藓
左颊充血糜烂,上覆黄白色假膜,周围可见白色网纹
(武汉大学口腔医学院供图)

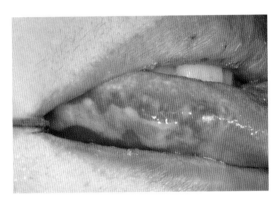

图 5-11 口腔扁平苔藓
右侧舌缘、舌腹大面积充血糜烂,周边白色网纹
(武汉大学口腔医学院供图)

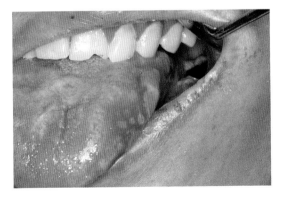

图 5-12 口腔扁平苔藓
左侧舌缘、舌背糜烂,舌背黏膜白色斑片
(武汉大学口腔医学院供图)

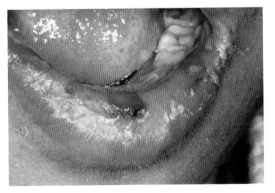

图 5-13 口腔扁平苔藓
下唇唇红干燥,糜烂出血,周边鳞屑
(武汉大学口腔医学院供图)

Q:口腔扁平苔藓的诊断要点是什么?

1. 中年女性多见,为慢性病程。

2. 典型的珠光白色损害,类型各异,大多左右对称。

3. 典型的皮肤或指(趾)甲病损可作为诊断依据之一。

4. 组织病理检查,必要时辅以免疫病理等实验室检测可确诊,并有助于鉴别其他白色病变并排除上皮异常增生或恶性病变。

Q:本病例需与哪些疾病相鉴别?

1. 口腔扁平苔藓与盘状红斑狼疮相鉴别

(1) 口腔扁平苔藓好发于口内黏膜,损害多呈对称性,表现为珠光白色损害,唇红损害无向皮肤蔓延的趋势。

(2) 盘状红斑狼疮好发于下唇,损害多无对称性,表现为放射状细短白纹,唇红损害有向皮肤蔓延的趋势。

此外,组织病理学及免疫荧光检查也有助于鉴别。

2. 口腔扁平苔藓与苔藓样反应相鉴别

(1) 口腔扁平苔藓可累及口腔黏膜各部位,有对称性、多发性可伴皮肤损害,需综合治疗。

(2) 苔藓样反应主要累及与刺激物直接接触的部位及其周围黏膜,多为单发不伴皮肤损害,在去除刺激物后即可逐渐减轻或消退。

3. 口腔扁平苔藓与红斑相鉴别

(1) 口腔扁平苔藓中年女性多见,为多发性、对称性,红斑区域边界不清,抗炎治疗可缓解或消退。

(2) 红斑中老年男性略多,多为单发,红斑区域边界清晰,对抗炎治疗反应差,组织病理检查显示上皮萎缩、上皮异常增生或原位癌。

【治疗】

Q:口腔扁平苔藓的治疗原则是什么?

1. 积极治疗全身系统性疾病,去除局部刺激因素。

2. 损害局限且无症状者,可不用药,宜观察及调整饮食结构。

3. 损害局限但有症状者,以局部治疗为主。

4. 损害较严重者给予局部和全身联合用药,全身用药以免疫调节治疗为主。

5. 注意控制继发感染,尤其是真菌感染。

6. 用药期间定期随访,防止癌变,迁延不愈的糜烂面,应密切观察,必要时行组织病理检查。

Q:治疗口腔扁平苔藓的常用药物有哪些?

（一）局部用药

1. 溶液剂

（1）碳酸氢钠溶液（sodium bicarbonate solution）

（2）复方氯己定含漱液（compound chlorhexidine solution）

（3）复方硼砂溶液（compound borax solution）

（4）聚维酮碘含漱液（povidone iodine solution）

（5）他克莫司溶液（tacrolimus solution）

（6）环孢素溶液（cyclosporine solution）

（7）地塞米松溶液（dexamethasone solution）

2. 糊剂

（1）曲安奈德口腔软膏（triamcinolone acetonide dental paste）

（2）氨来呫诺糊剂（amlexanox paste）

（3）金霉素倍他米松糊剂（chlortetracycline betamethasone paste）

（4）维 A 酸糊剂（tretinoin paste）

（5）制霉菌素糊剂（nystatin paste）

3. 凝胶

（1）重组人表皮生长因子凝胶（recombinant human epidermal growth factor hydrogel）

（2）重组牛碱性成纤维细胞因子凝胶（recombinant bovine basic fibroblast growth factor gel）

（3）复方苯佐卡因凝胶（compound benzocaine gel）

（4）异维 A 酸凝胶（isotretinoin）

（5）氟轻松凝胶（fluocinolone acetonide gel）

4. 乳膏

（1）他克莫司溶液（tacrolimus cream）

（2）维 A 酸乳膏（tretinoin cream）

5. 散剂

（1）冰硼散

（2）西瓜霜粉剂

6. 喷雾剂

（1）重组人表皮生长因子喷雾剂（recombinant human epidermal growth factor spray）

（2）口腔炎喷雾剂（stomatitis spray）

7. 注射剂

（1）曲安奈德注射液（triamcinolone acetonide injection）

（2）泼尼松龙注射液（prednisolone injection）

（3）复方倍他米松注射液（compound betamethasone injection）

（4）地塞米松注射液（dexamethasone injection）

（二）全身用药

1. 糖皮质激素

（1）泼尼松（prednisone）

（2）地塞米松（dexamethasone）

（3）倍他米松（betamethasone）

2. 免疫抑制剂

（1）沙利度胺（thalidomide）

（2）羟氯喹（hydroxychloroquine）

（3）硫唑嘌呤（azathioprine）

（4）他克莫司（tacrolimus）

3. 免疫增强剂

（1）转移因子（transfer factor）

（2）胸腺肽（thymosin）

（3）卡介菌多糖核酸（BCG-polysaccharide and nucleic acid preparation）

4. 维 A 酸类

（1）维 A 酸（tretinoin）

（2）异维 A 酸（isotretinoin）

5. 维生素类

（1）维生素 A（vitamin A）

（2）维生素 E（vitamin E）

（3）维生素 AD（vitamin AD）

（4）番茄红素（lycopene）

6. 抗真菌药

（1）氟康唑（fluconazole）

（2）伊曲康唑（itraconazole）

7. 中成药

（1）昆明山海棠（tripterygium hypoglaucum）

（2）雷公藤总苷（tripterygium glycosides）

Q:如何制订本病例的治疗方案?

（一）局部用药

1. 消毒防腐制剂　复方硼砂溶液,1:5 稀释含漱,2~3 次 / 日;或复方氯己定溶液,含漱,3 次 / 日。

2. 生物制剂　重组牛碱性成纤维细胞生长因子凝胶,涂敷患处,1~2 次 / 日。

3. 糖皮质激素制剂　曲安奈德口腔软膏,涂敷患处,3 次 / 日;4% 曲安奈德注射液 1ml,与等量 2% 利多卡因混合,根据糜烂面积大小在病损基底部注射,1 次 / 周。

（二）全身用药

1. 泼尼松片　口服,20mg/次,1次/日,晨起顿服,1~2周为1疗程。

2. 康复新液　含服,10ml/次,3次/日。

（三）微波辅助治疗

【复诊】

1周后复诊,患者诉用药后疗效明显,口腔溃烂及疼痛症状显著减轻。

体检:双侧颊部、舌缘、舌腹及下唇内侧黏膜糜烂面明显缩小或消失,白色网纹明显减轻（图5-14~图5-18）。

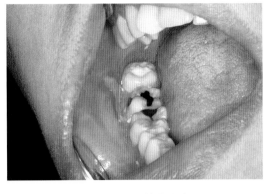

图 5-14　口腔扁平苔藓治疗后 1 周
右颊充血糜烂面显著减小
（武汉大学口腔医学院供图）

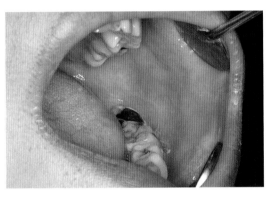

图 5-15　口腔扁平苔藓治疗后 1 周
左颊糜烂面消失
（武汉大学口腔医学院供图）

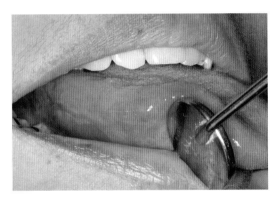

图 5-16　口腔扁平苔藓治疗后 1 周
右侧舌腹糜烂面显著减小
（武汉大学口腔医学院供图）

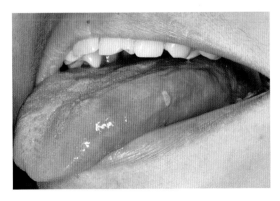

图 5-17　口腔扁平苔藓治疗后 1 周
左侧舌腹糜烂面显著缩小
（武汉大学口腔医学院供图）

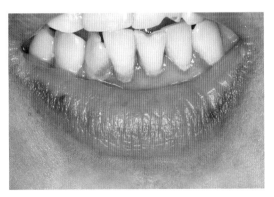

图 5-18　口腔扁平苔藓治疗后 1 周
下唇充血糜烂面消失
（武汉大学口腔医学院供图）

Q:如何制订口腔扁平苔藓的治疗方案?

1. 无症状非糜烂型　若病损局限,可不用药,定期随访观察。

2. 有症状非糜烂型　治疗目的:减轻不适症状,控制病情发展。

(1)损害充血较明显、有疼痛症状者:必要时全身使用免疫抑制类药物,配合糖皮质激素局部制剂。

(2)损害角化程度较高、粗糙紧绷症状明显者:必要时使用维 A 酸类局部制剂,病情缓解后,逐渐减少用药次数至停药,以免病损反跳。唇部病损禁用。

(3)免疫功能低下者:可选用免疫增强剂。

(4)伴真菌感染征象者:抗真菌局部制剂。

(5)可根据临床情况考虑配合中医药治疗。补充维生素类制剂如番茄红素、维生素 A、维生素 E 等。

3. 糜烂型　治疗目的:控制疼痛症状,促进糜烂愈合,降低癌变的潜在危险。

(1)轻中度糜烂型(单灶或散在小面积多灶糜烂):

1)糖皮质激素局部制剂和糖皮质激素注射液行局灶封闭。

2)完全缓解者:观察随访。

3)部分缓解者:糖皮质激素局部制剂维持治疗。

4)无效者:按重度糜烂型治疗。

(2)重度糜烂型(急性发作的大面积或多灶糜烂,久治不愈,伴广泛皮肤损害):

1)无糖皮质激素禁忌证者:

A.糖皮质激素全身使用,泼尼松剂量不超过 1mg/(kg·d)(15~30mg/d),疗程一般为 1~2 周。同时配合糖皮质激素局部制剂。

B.完全缓解者,观察随访。

C.部分缓解者,糖皮质激素局部制剂维持治疗。

2)无效者或有糖皮质激素禁忌证者:可选用硫唑嘌呤、羟氯喹、沙利度胺、他克莫司、雷公藤总苷、昆明山海棠等免疫抑制剂。

3)免疫功能低下者:免疫增强剂。

4)无效者可酌情试用生物疗法、物理疗法、心理治疗。

Q:该病的生物治疗有哪些?

口腔扁平苔藓的生物治疗见表 5-3。

表 5-3　口腔扁平苔藓的生物治疗

OLP 生物制剂	类型	作用机制
阿法赛特 (alefacept)	LFA-3/IgG1 融合蛋白	结合 T 细胞上 CD2、FcεR Ⅲ,抑制 T 细胞的活化,并诱导 T 细胞的凋亡

续表

OLP 生物制剂	类型	作用机制
依法珠单抗（efalizumab）	CD11a 链 LFA-1 的人源化单克隆抗体	阻断 T 细胞与 APC、内皮细胞、活化角质形成细胞上 ICAM 的结合，抑制 T 细胞的活化和迁移
依那西普（etanercept）	重组 TNF 受体 IgG 融合蛋白	结合并灭活可溶性 TNF-a，抗炎
英夫利昔单抗（infliximab）	TNF-a 人鼠嵌合单克隆抗体	结合并抑制可溶性及膜结合性 TNF-a
阿达木单抗（adalimumab）	TNF-a 人 IgG1 单克隆抗体	结合 TNF-a，并阻断其与受体间的相互作用
巴利昔单抗（basiliximab）	IL-2 受体人鼠嵌合单克隆抗体	结合活化 T 细胞上的 IL-2 受体 a 链，抑制 T 细胞的活化和增殖
利妥昔单抗（rituximab）	CD20 人鼠嵌合单克隆抗体	结合 B 淋巴细胞上的 CD20 引发 B 细胞溶解的免疫反应
卡介苗多糖核酸（BCG-PSN）	生物调节制剂	平衡 T 细胞亚群

　　生物制剂治疗难治性口腔扁平苔藓已取得显著疗效，相对安全、毒副作用小，不良反应及并发症较少出现，但证据多数来源于单个或小样本病例报道，远期作用尚有待进一步观察。

　　Q:该病的物理治疗有哪些？

　　口腔扁平苔藓的物理治疗:超声波雾化治疗、毫米波治疗、微波治疗、激光治疗、光动力疗法、紫外光疗法、冷冻疗法和高压氧疗法。

【讨论】

　　Q:口腔扁平苔藓的病因是什么？

　　口腔扁平苔藓是一种常见的皮肤黏膜慢性炎性疾病,极少数有恶变倾向,WHO 将其列入癌前状态或潜在恶性疾病。该病病因不明,主要与免疫功能失调(现多认为其是一种 T 细胞介导的自身免疫性疾病)、精神神经因素、遗传因素、内分泌因素、感染因素、微循环障碍因素等密切相关。

　　Q:口腔扁平苔藓的临床特征是什么？

　　1. 按病损形态可分为网纹型、斑块型、丘疹型、萎缩型、水疱型、糜烂型(图 5-19～图 5-23)。按治疗可分为无症状非糜烂型、有症状非糜烂型、糜烂型。

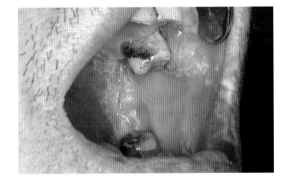

图 5-19　口腔扁平苔藓(网纹型)
左颊、翼下颌韧带白色网纹
(武汉大学口腔医学院供图)

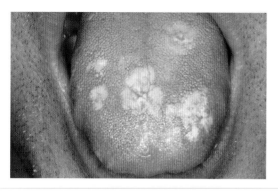

图 5-20　口腔扁平苔藓(斑块型)

舌背白色斑块

(武汉大学口腔医学院供图)

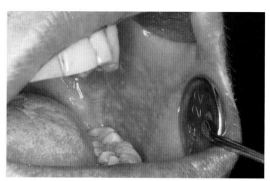

图 5-21　口腔扁平苔藓(萎缩型)

左颊充血发红,周边白色条纹

(武汉大学口腔医学院供图)

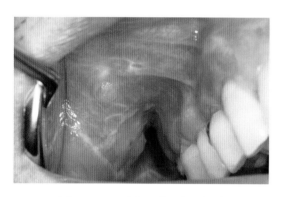

图 5-22　口腔扁平苔藓(水疱型)

右颊透明状水疱,周围白色条纹

(武汉大学口腔医学院供图)

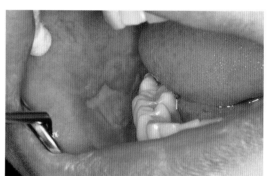

图 5-23　口腔扁平苔藓(糜烂型)

右颊充血糜烂,周围白色斑纹

(武汉大学口腔医学院供图)

2. 皮肤损害好发于四肢伸侧,左右对称,呈紫红色或暗红色多角形扁平丘疹,生殖器黏膜损害多表现为丘疹或糜烂(图 5-24、图 5-25)。

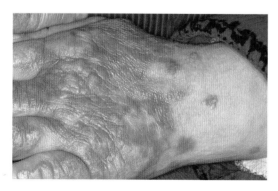

图 5-24　扁平苔藓(皮肤病损)

手背皮肤紫红色多角形扁平丘疹

(武汉大学口腔医学院供图)

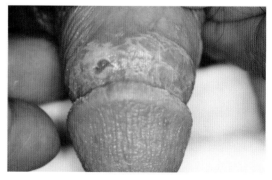

图 5-25　扁平苔藓(生殖器病损)

生殖器白色网纹伴糜烂

(武汉大学口腔医学院供图)

3. 指(趾)甲病损多见于拇指,甲板萎缩变薄或增厚,可有细鳞、纵沟或嵴,严重者形成纵裂(图 5-26、图 5-27)。

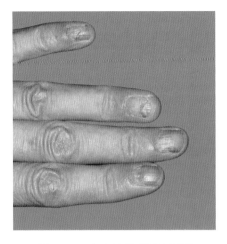

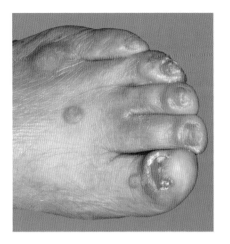

图 5-26　扁平苔藓(指甲病损)
指甲甲板萎缩变薄,无光泽,表面可见细鳞、纵沟
(武汉大学口腔医学院供图)

图 5-27　扁平苔藓(趾甲病损)
趾指甲甲板增厚,无光泽
(武汉大学口腔医学院供图)

【预后】

1. 多呈慢性迁延状态,一般预后良好。
2. 极少数会癌变,特别要注意迁延不愈的糜烂及位于舌腹、舌缘后份的损害。

【预防】

1. 定期进行口腔检查,保持口腔卫生,消除局部因素的刺激作用。
2. 积极治疗全身系统性疾病。
3. 保持良好的作息规律,保证充足的睡眠。
4. 注意调整饮食结构及营养搭配,少食辛、辣、脆、硬食物,控制吸烟、饮酒。
5. 保持平和愉悦的心态。
6. 定期随访,病情缓解,每 3~6 个月复查一次,病情稳定,每年复查一次,病情复发加重,及时复诊。

第五节　盘状红斑狼疮

【病例简介】

患者,女性,39 岁。

主诉:下唇溃烂 1 个月余。

现病史:1 个月来下唇及口腔黏膜反复溃烂,愈合后易复发,日光暴晒后和冬季加重。

既往史:否认系统性疾病史。

【临床检查】

下唇唇红可见红斑样病损,盘状凹陷,点状出血、结痂,边缘轻度隆起,周围可见呈放射状排列的灰白色细短纹。双颊可见红斑区伴糜烂,上覆黄色假膜,稍凹,周围有放射状排列的灰白色细短纹。双侧颧部皮肤可见边界清楚的红斑,呈蝶形趋势(图 5-28~ 图 5-31)。

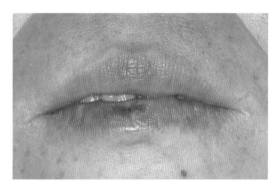

图 5-28　盘状红斑狼疮(唇部)
下唇唇红红斑,盘状凹陷,点状结痂,
周围放射状排列的灰白色细短纹
(武汉大学口腔医学院供图)

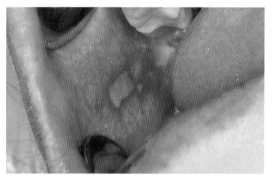

图 5-29　盘状红斑狼疮(右颊)
右颊红斑区伴糜烂,周围有
放射状排列的灰白色细短纹
(武汉大学口腔医学院供图)

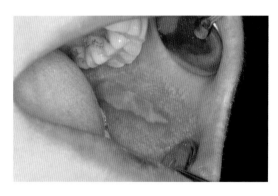

图 5-30　盘状红斑狼疮(左颊)
左颊红斑区伴糜烂,周围有
放射状排列的灰白色细短纹
(武汉大学口腔医学院供图)

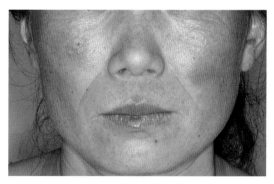

图 5-31　盘状红斑狼疮(面部病损)
双侧颧部皮肤边界清楚的红斑,呈蝶形
(武汉大学口腔医学院供图)

【诊断】

Q:本病的诊断是什么?

盘状红斑狼疮。

Q:盘状红斑狼疮的诊断要点是什么?

1. 中青年女性多见,为慢性病程。

2. 好发于下唇唇红,典型病损为中央凹陷的盘状红斑,周围有细短条纹呈放射状排列,唇红皮肤界限可模糊不清。

3. 皮肤损害好发于头面部,为持久性红斑与鳞屑,典型病损为鼻部周围"蝶形红斑"。

4. 组织病理、免疫荧光及实验室检查可辅助诊断。

Q:本病例需与哪些疾病相鉴别?

1. 盘状红斑狼疮与慢性唇炎相鉴别

(1) 盘状红斑狼疮唇红病损四周有放射状细短条纹,可超出唇红缘,常伴皮肤病损。

(2) 慢性唇炎唇红病损四周多无放射状细短条纹,不超出唇红缘,无皮肤病损。

2. 盘状红斑狼疮与良性淋巴增生性唇炎相鉴别

(1) 盘状红斑狼疮通常无明显自觉症状,若伴发糜烂,则有明显灼痛感,组织病理表现为黏膜固有层淋巴细胞散在浸润。

(2) 良性淋巴增生性唇炎为阵发性剧烈瘙痒,组织病理表现为黏膜固有层淋巴细胞浸润,并形成淋巴滤泡样结构。

【治疗】

Q:盘状红斑狼疮的治疗原则是什么?

1. 禁刺激,如避免日光照射、寒冷刺激等。

2. 损害较局限以局部治疗为主,防治继发感染。

3. 全身用药以免疫抑制治疗为主。

4. 定期随访,防止癌变。

Q:治疗盘状红斑狼疮的常用药物有哪些?

(一) 局部用药

1. 溶液剂

(1) 复方氯己定含漱液(compound chlorhexidine solution)

(2) 复方硼砂溶液(compound borax solution)

(3) 聚维酮碘含漱液(povidone iodine solution)

(4) 他克莫司溶液(tacrolimus solution)

(5) 环孢素溶液(ciclosporin solution)

(6) 地塞米松溶液(dexamethasone solution)

2. 糊剂

(1) 曲安奈德口腔软膏（triamcinolone acetonide dental paste）

(2) 氨来呫诺糊剂（amlexanox paste）

(3) 金霉素倍他米松糊剂（chlortetracycline betamethasone paste）

3. 凝胶

(1) 重组人表皮生长因子凝胶（recombinant human epidermal growth factor hydrogel）

(2) 重组牛碱性成纤维细胞因子凝胶（recombinant bovine basic fibroblast growth factor gel）

(3) 复方苯佐卡因凝胶（compound benzocaine gel）

(4) 氟轻松凝胶（fluocinolone acetonide gel）

4. 乳膏

(1) 他克莫司乳膏（tacrolimus cream）

(2) 复方二氧化钛乳膏（compound titanium dioxide cream）

5. 散剂

(1) 冰硼散

(2) 西瓜霜粉剂

6. 注射剂

(1) 曲安奈德注射液（triamcinolone acetonide injection）

(2) 泼尼松龙注射液（prednisolone injection）

(3) 复方倍他米松注射液（compound betamethasone injection）

(二) 全身用药

1. 糖皮质激素

(1) 泼尼松（prednisone）

(2) 地塞米松（dexamethasone）

(3) 倍他米松（betamethasone ）

2. 免疫抑制剂

(1) 沙利度胺（thalidomide）

(2) 羟氯喹（hydroxychloroquine）

(3) 磷酸羟氯喹（hydroxychloroquine Sulfate）

(4) 硫唑嘌呤（azathioprine）

(5) 他克莫司（tacrolimus）

Q:如何制订本病例的治疗方案?

(一) 局部用药

1. 消毒防腐制剂　复方硼砂溶液,1:5稀释含漱、湿敷唇部,2~3次/日;或氯己定溶液含漱、湿敷唇部,3次/日;康复新溶液,湿敷唇部,3次/日。

2. 糖皮质激素制剂　曲安奈德口腔软膏,涂敷患处,3次/日;曲安奈德注射液,局部封闭治疗,1 次 / 周。

3. 生物制剂　重组牛碱性成纤维细胞生长因子凝胶,涂敷患处,1~2 次 / 日。

（二）全身用药

1. 糖皮质激素　泼尼松片,晨起顿服,20mg/ 次,1 次 / 日。

2. 免疫抑制剂　对以上药物反应差或有禁忌证:沙利度胺片,睡前顿服,50mg/ 次,1 次 / 日。

（三）物理治疗

毫米波辅助湿敷治疗。

【复诊】

1 周后复诊。下唇唇红糜烂愈合,右颊糜烂面显著缩小,伴充血发红。左颊黏膜原糜烂愈合,仅存小片充血发红区,白色细短条纹减少。颧部红斑减轻(图 5-32~ 图 5-35)。

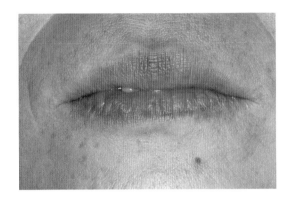

图 5-32　盘状红斑狼疮(下唇)治疗 1 周后

下唇唇红原糜烂面愈合

（武汉大学口腔医学院供图）

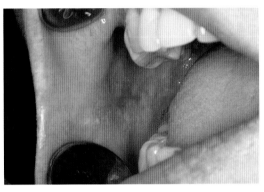

图 5-33　盘状红斑狼疮(右颊)治疗 1 周后

右颊糜烂面显著缩小伴充血发红,白纹减轻

（武汉大学口腔医学院供图）

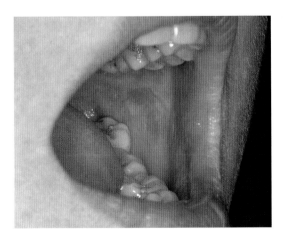

图 5-34　盘状红斑狼疮(左颊)治疗 1 周后

左颊原糜烂面愈合,充血发红,白纹减少

（武汉大学口腔医学院供图）

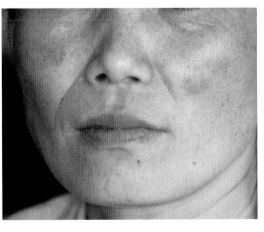

图 5-35　盘状红斑狼疮(面部)治疗 1 周后

颧部原红斑减轻

（武汉大学口腔医学院供图）

【讨论】

Q:盘状红斑狼疮的病因是什么?

盘状红斑狼疮是一种慢性皮肤 - 黏膜结缔组织疾病,病因尚未明确,多认为是一种自身免疫性疾病。其发病可能与免疫学改变、紫外线、创伤、感染以及药物等多种因素有关。

【预后】

1. 多数病例不伴系统损害,预后良好。
2. 少数病例可发展为系统性红斑狼疮,应及时就诊。
3. 少数病例可发生癌变,且癌变部位多见于下唇唇红缘,男性多于女性。

【预防】

1. 避免日照、寒冷等刺激,唇部可涂抹 5% 二氧化钛软膏。
2. 调整饮食结构及营养搭配,少食辛辣、海鲜食物及野菜。
3. 积极治疗感染病灶,保持身心健康。

第六节　口腔黏膜下纤维性变

【病例简介】

患者,男性,36 岁。

主诉:张口受限 3 个月。

现病史:1 年来进食刺激性食物和烫食时口腔灼痛感,逐渐加重,并有口腔黏膜发白、变硬。3 个月前出现张口受限,经用消炎药治疗后未见好转。

既往史:否认系统病史。咀嚼槟榔 3 年余,每天约 10 粒左右。

【临床检查】

双颊、翼下颌韧带区黏膜苍白,可扪及垂直向纤维条索。硬腭、软腭黏膜苍白,舌背舌乳头萎缩,舌运动受限,张口度 1.5 指(图 5-36~图 5-40)。

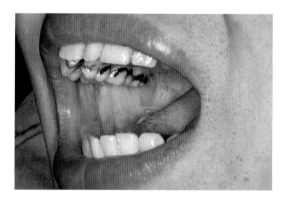

图 5-36　口腔黏膜下纤维性变(右颊)
右颊、翼下颌韧带区黏膜苍白,
可扪及垂直向纤维条索
(武汉大学口腔医学院供图)

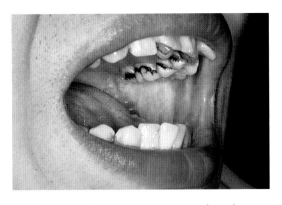

图 5-37　口腔黏膜下纤维性变（左颊）

左颊、翼下颌韧带区黏膜苍白，

可扪及垂直向纤维条索

（武汉大学口腔医学院供图）

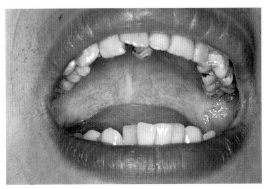

图 5-38　口腔黏膜下纤维性变（腭部病损）

软腭黏膜苍白

（武汉大学口腔医学院供图）

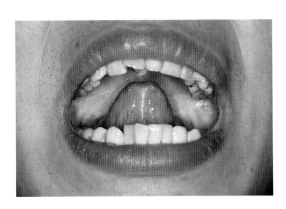

图 5-39　口腔黏膜下纤维性变（舌系带）

舌系带变短，舌运动受限

（武汉大学口腔医学院供图）

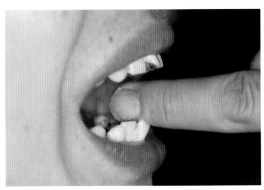

图 5-40　口腔黏膜下纤维性变

张口受限，张口度 1.5 指

（武汉大学口腔医学院供图）

【诊断】

Q：本病的诊断是什么？

口腔黏膜下纤维性变。

Q：口腔黏膜下纤维性变的诊断要点是什么？

1. 咀嚼槟榔史。

2. 口腔黏膜呈广泛苍白色或灰白色，可触及瘢痕样纤维条索。

3. 患者可出现舌活动及张口受限、吞咽困难。

4. 组织病理学检查可见胶原纤维变性。

【治疗】

Q:口腔黏膜下纤维性变的治疗原则是什么?

1. 戒除咀嚼槟榔习惯,戒烟。

2. 局部对症治疗,控制继发感染。

3. 活血化瘀,改善微循环障碍及血液流变。

4. 严重张口受限者可手术治疗。

Q:治疗口腔黏膜下纤维性变的常用药物有哪些?

(一)局部用药

1. 溶液剂

(1) 复方氯己定含漱液(compound chlorhexidine solution)

(2) 复方硼砂溶液(compound borax solution)

(3) 聚维酮碘含漱液(povidone iodine solution)

2. 糊剂

(1) 曲安奈德口腔软膏(triamcinolone acetonide dental paste)

(2) 氨来咕诺糊剂(amlexanox paste)

(3) 金霉素倍他米松糊剂(chlortetracycline betamethasone paste)

(4) 制霉菌素糊剂(nystatin paste)

3. 注射剂

(1) 曲安奈德注射液(triamcinolone acetonide injection)

(2) 泼尼松龙注射液(prednisolone injection)

(3) 复方倍他米松注射液(compound betamethasone injection)

(二)全身用药

1. 糖皮质激素

(1) 泼尼松(prednisone)

(2) 地塞米松(dexamethasone)

(3) 倍他米松(betamethasone)

2. 维生素类

(1) 维生素 A(vitamin A)

(2) 维生素 E(vitamin E)

(3) 维生素 C(vitamin C)

(4) 番茄红素(lycopene)

3. 中成药

(1) 复方丹参滴丸(compound danshen dripping pills)

(2) 丹参注射液(danshen injection)

Q:如何制订本病的治疗方案?

1. 局部用药

(1) 消毒防腐制剂:复方硼砂溶液,1∶5 稀释含漱,3 次/日;或复方氯己定溶液,含漱,3 次/日。

(2) 糖皮质激素制剂:4% 曲安奈德注射液 1ml,与等量 2% 利多卡因混合,在病损基底部注射,1 次/周;也可联合丹参注射液,局部封闭,1 次/周。

2. 全身用药

(1) 糖皮质激素:泼尼松片,晨起顿服,15mg/ 次,1 次/日。

(2) 中成药:复方丹参滴丸,舌下含服,270mg/ 次,3 次/日,1~2 个月为一疗程。

(3) 维生素类:维生素 E,口服,0.1g/ 次,3 次/天;番茄红素,口服,0.1g/ 次,1 次/日。

3. 高压氧治疗　1 次/日,10 次为一疗程。一般 1~2 个疗程,治疗后定期复查。

4. 坚持张口伸舌训练。

5. 戒除嚼槟榔及吸烟习惯,避免辛辣食物刺激。

【讨论】

Q:口腔黏膜下纤维性变治疗方法有哪些?

1. 药物治疗

(1) 免疫制剂:糖皮质激素,干扰素 -γ。

(2) 抗氧化剂:主要有维生素 E、β- 胡萝卜素及番茄红素。

(3) 血管扩张剂:己酮可可碱、丁咯地尔、盐酸布酚宁、茶色素、丹参。

(4) 维生素:维生素 C、维生素 A、复合维生素 B。

(5) 酶类:胶原酶、透明质酸酶和糜蛋白酶。

(6) 微量元素:锌剂和镁剂。

2. 物理治疗

(1) 高压氧治疗。

(2) 张口训练。

3. 手术治疗

【预后】

1. 多数病例经治疗可缓解,严重可出现张口困难、吞咽困难。

2. 属于潜在恶性疾病,口腔癌发生率较高。

【预防】

1. 戒槟榔、烟酒、辣椒等刺激性食物。

2. 营养均衡,保持良好口腔卫生。

3. 积极治疗,定期随访,防止癌变。

（张　静）

参考文献

1. 梁新华,毛祖彝.口腔物理治疗学.成都:四川大学出版社,2013

2. 周红梅,周刚,周威,等.口腔黏膜病药物治疗精解.北京:人民卫生出版社,2010

3. 中华口腔医学会口腔黏膜病专业委员会.口腔黏膜下纤维性变的诊断标准试行稿.中华口腔医学杂志,2009,44(3):130-131

4. 周刚,樊明文.口腔扁平苔藓的临床治疗.口腔医学研究,2004,20(1):98

5. Abidullah M,Kiran G,Gaddikeri K,et al. Leukoplakia - review of a potentially malignant disorder. J Clin Diagn Res,2014,8(8):ZE01-4

6. Angadi PV,Rao S. Management of oral submucous fibrosis:an overview. Oral Maxillofac Surg,2010,14(3):133-142

7. Angadi PV,Rao SS. Areca nut in pathogenesis of oral submucous fibrosis:revisited. Oral Maxillofac Surg,2011,15(1):1-9

8. Boy SC. Leukoplakia and erythroplakia of the oral mucosa--a brief overview. SADJ,2012,67(10):558-560

9. Chole RH,Gondivkar SM,Gadbail AR,et al. Review of drug treatment of oral submucous fibrosis. Oral Oncol,2012,48(5):393-398

10. Du GF,Li CZ,Chen HZ,et al. Int J Cancer,2007,120(9):1958-1963

11. Eisen D,Carrozzo M,Bagan Sebastian JV,et al. Number V Oral lichen planus:clinical features and management. Oral Dis,2005,11(6):338-349

12. Felix DH,Luker J,Scully C. Oral medicine:7. Red and pigmented lesions. Dent Update,2013,40(3):231-234,236-238

13. Felix DH,Luker J,Scully C. Oral medicine:6. White lesions. Dent Update,2013,40(2):146-148,150-152,154

14. Gassling V,Hampe J,Açil Y,et al. Disease-associated miRNA-mRNA networks in oral lichen planus. PLoS One,2013,8(5):e63015

15. Houston GD. Oral pathology:erythroplakia. J Okla Dent Assoc,2008,99(13):24-25

16. Khan S,Chatra L,Prashanth SK,et al. Pathogenesis of oral submucous fibrosis. J Cancer Res Ther,2012,8(2):199-203

17. Mahomed F. Oral submucous fibrosis-a potentially malignant condition of growing concern. SADJ,2012,67(10):562,564-565

18. Payeras MR,Cherubini K,Figueiredo MA,et al. Oral lichen planus:Focus on etiopathogenesis. Arch Oral Biol,2013,58(9):1057-1069

19. Reichart PA,Philipsen HP. Oral erythroplakia--a review. Oral Oncol,2005,41(6):551-561

20. Scully C. Oral and Maxillofacial Medicine:The Basis of Diagnosis and Treatment. 3rd Revised edition.Churchill Livingstone,2013

21. Shafirstein G,Friedman A,Siegel E,et al. Using 5-aminolevulinic acid and pulsed dye laser for photodynamic treatment of oral leukoplakia. Arch Otolaryngol Head Neck Surg,2011,137:1117-1123

22. Villa A,Villa C,Abati S. Oral cancer and oral erythroplakia:an update and implication for clinicians. Aust Dent J,2011,56(3):253-256

23. Zhang J,Zhou G,Du GF,et al. Biologics,an alternative therapeutic approach for oral lichen planus. J Oral Pathol Med,2011,40(7):521-524

24. Zhou G,Zhang J,Ren XW,et al. Increased B7-H1 expression on peripheral blood T cells in oral lichen planus correlated with disease severity. J Clin Immunol,2012,32(4):794-801

第六章

唇舌疾病

第一节　慢性非特异性唇炎

【病史简介】

患者,女性,25岁。

主诉:嘴唇干裂1年。

现病史:嘴唇反复干裂、起皮1年余,影响外观,起初涂唇膏可缓解,近来加重,患者自觉秋冬季节病情严重,来院就诊。

既往史:否认系统性疾病史,否认药物过敏史。

【临床检查】

上下唇红充血结痂,伴有鳞屑,口角糜烂结痂,口内黏膜未见明显异常(图6-1)。

【诊断】

Q:本病的诊断是什么?

慢性非特异性唇炎。

Q:慢性非特异性唇炎的诊断要点是什么?

1. 发病史　病情反复、与寒冷干燥季节有关、有舔唇咬唇的不良习惯。

2. 临床表现　唇鳞屑、皲裂、渗出结痂。

3. 排除各种特异性唇炎。

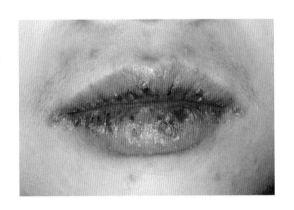

图6-1　慢性非特异性唇炎

上下唇红充血结痂

(武汉大学口腔医学院供图)

【治疗】

Q:慢性非特异性唇炎的治疗原则是什么?

1. 纠正咬唇、舔唇等不良习惯。

2. 戒除烟酒,忌食辛辣食物,避免风吹、寒冷刺激,保持唇部湿润。

Q:治疗慢性非特异性唇炎的常用药物有哪些?

(一) 局部用药

1. 溶液剂

(1) 依沙吖啶溶液(ethacridine solution)

(2) 氯己定溶液(chlorhexidine solution)

(3) 复方硼砂溶液(compound borax solution)

(4) 呋喃西林溶液(nitrofurazone solution)

(5) 地塞米松溶液(dexamethasone solution)

2. 糊剂

(1) 曲安奈德口腔软膏(triamcinolone dental paste)

(2) 地塞米松软膏(dexamethasone)

(3) 金霉素倍他米松糊剂(chlortetracycline betamethasone paste)

3. 喷雾剂

(1) 重组人表皮生长因子喷剂(recombinant human epidermal growth factor spray)

(2) 重组人酸性成纤维细胞生长因子喷剂(recombinant human acidic fibroblast growth factor spray)

4. 凝胶剂

(1) 复方甘菊利多卡因凝胶(compound chamomile and lidocaine hydrochloride gel)

(2) 复方苯佐卡因凝胶(compound benzocaine gel)

5. 注射剂

(1) 曲安奈德注射液(triamcinolone acetonide injection)

(2) 泼尼松龙注射液(prednisone injection)

(3) 复方倍他米松注射液(compound betamethasone injection)

6. 软膏

(1) 氟轻松软膏(fluocinonide ointment)

(2) 复方曲安奈德软膏(compound triamcinolone acetonide ointment)

(3) 丙酸氯倍他索软膏(clobetasol propionate ointment)

(4) 他克莫司软膏(tacrolimus ointment)

(5) 复方咪康唑软膏(compound miconazole ointment)

(6) 鱼肝油软膏(cod-liver ointment)

7. 乳膏

(1) 糠酸莫米松乳膏（mometasone furoate cream）

(2) 曲安奈德益康唑乳膏（triamcinolone acetonide and econazole cream）

（二）全身用药

1. 糖皮质激素

(1) 泼尼松（prednisone）

(2) 地塞米松（dexamethasone）

2. 抗组胺药

(1) 氯雷他定（loratadine）

(2) 氯苯那敏（chlorphenamine）

(3) 异丙嗪（promethazine）

(4) 苯海拉明（diphenhydramine）

(5) 西替利嗪（cetirizine）

3. 维生素及微量元素

(1) 维生素 A（vitamin A）

(2) 维生素 B_2（compound vitamin B_2）

(3) 维生素 C（vitamin C）

(4) 维生素 E（vitamin E）

(5) 多维元素（vitamin with minerals）

Q：如何制订本病的治疗方案？

（一）局部用药

1. 消炎防腐制剂　0.2% 复方氯己定溶液，湿敷唇部，3 次 / 日；或 0.02% 呋喃西林溶液，湿敷唇部，3 次 / 日。

2. 糖皮质激素制剂　氟轻松软膏，涂敷患处，1~2 次 / 日；或复方曲安奈德软膏，涂敷患处，1~2 次 / 日。

3. 对糖皮质激素制剂反应差或反复发作者　0.03% 他克莫司软膏，涂敷患处，1~2 次 / 天。

4. 保湿制剂　鱼肝油软膏，涂敷患处，3 次 / 日；或 30% 甘油溶液，涂敷患处，3 次 / 日；或硅油乳膏，涂敷患处，3 次 / 日。

（二）全身用药

糖皮质激素：局部糜烂渗出明显者可酌情选用，泼尼松片，口服，10~30mg/ 日，晨起顿服。

【讨论】

Q：慢性非特异性唇炎的病因是什么？

慢性非特异性唇炎又称慢性唇炎，是不能归入各种有特殊病理变化或病因的唇炎，病程迁延，反复发作。病因不明，可能与温度、化学、机械性因素的长期持续性刺激有关。也可能与精神因素有关。患者一般无全身性疾病。

Q:慢性非特异性唇炎有哪些临床类型?

按照临床表现特点可分为两种类型,一种以干燥脱屑为主要表现,另一种以渗出结痂为主要表现。

1. 慢性脱屑性唇炎

(1) 多见于 30 岁以下的女性,常累及上下唇红部,以下唇为重。

(2) 唇红干燥、开裂、脱屑。

(3) 继发感染时呈轻度水肿充血,有干燥、疼痛、轻度瘙痒等症状。

(4) 病情反复,可持续数月甚至数年。

2. 慢性糜烂性唇炎

(1) 唇红糜烂、渗出、结痂。

(2) 有干燥、疼痛、轻度瘙痒等症状。

(3) 慢性病程,病情时轻时重。

【预防】

1. 对于唇部干燥反复脱屑的患者,要保持唇部的湿润。

2. 纠正舔唇、咬唇等不良习惯。

3. 尽量减少唇部暴露在风沙等不良环境中。

4. 适量补充多种维生素。

5. 多食新鲜水果、蔬菜,少食辛辣食物。

6. 勿用劣质唇部化妆品。

第二节　腺 性 唇 炎

【病例简介】

患者,男性,48 岁。

主诉:嘴唇反复肿胀 3 个月余。

现病史:3 个多月以来,嘴唇反复肿胀,起床时上下唇易粘连在一起,曾在外院诊断为“慢性唇炎”,局部应用药膏疗效不佳。

既往史:否认系统性疾病史,否认药物过敏史。

【临床检查】

下唇唇红肿胀明显,下唇唇红及下唇内侧黏膜可见针尖大小唇腺导管开口,中央凹陷,轻轻挤压可见有透明黏液溢出如露珠状,可扪及多数大小不等结节,无触痛(图6-2)。

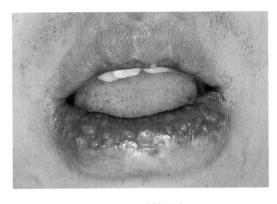

图 6-2　腺性唇炎
下唇唇红肿胀,表面有露珠状黏液
(武汉大学口腔医学院供图)

【诊断】

Q:本病的诊断是什么?
腺性唇炎。

Q:腺性唇炎的诊断要点是什么?
1. 根据特征性的临床表现即可作出初步诊断。
2. 组织病理学检查。

Q:本病需与哪些疾病相鉴别?
腺性唇炎与其他唇炎的鉴别见表6-1。

表6-1　腺性唇炎与其他唇炎的鉴别

	腺性唇炎	肉芽肿性唇炎	良性淋巴组织增生性唇炎
临床特征	中年	青壮年	年轻女性
	唇肿	巨唇	唇肿、渗出
	唇内侧可见针头大小颗粒状突起	肿胀不易消退	伴阵发性剧烈瘙痒
	挤压见黏液滴糜烂		
病理特点	小黏液腺体明显	非干酪化类上皮细胞肉芽肿	上皮下结缔组织中见增生淋巴滤泡样结构

【治疗】

Q:腺性唇炎的治疗原则是什么?
1. 以局部治疗为主。
2. 对有唇肿明显外翻,疑有癌变者,尽早活检明确诊断。

Q:治疗腺性唇炎的常用药物有哪些?
(一)局部用药
1. 软膏
(1)氟轻松软膏(fluocinonide ointment)
(2)复方曲安奈德软膏(compound triamcinolone acetonide ointment)
(3)丙酸氯倍他索软膏(clobetasol propionate ointment)

（4）他克莫司软膏（tacrolimus ointment）

2. 乳膏

（1）糠酸莫米松乳膏（mometasone furoate cream）

（2）曲安奈德益康唑乳膏（triamcinolone acetonide and econazole cream）

（二）全身用药

尚无明显有效的全身药物。

Q：如何制订本病的治疗方案？

1. 局部用药

（1）糖皮质激素制剂：氟轻松软膏，涂敷患处，1~2次/日；或艾洛松乳膏，涂敷患处，1~2次/日。

（2）病情顽固者：4% 曲安奈德注射液 1ml，与等量 2% 利多卡因混合，在唇部病损基底部注射适量混合液，1 次/周，可配合放射性核素 ^{32}p 贴敷。

2. 对病情严重经久不愈者，应及时行组织病理学检查。

【讨论】

Q：腺性唇炎的病因是什么？

腺性唇炎是一种以唇部小唾液腺明显增生为特征的唇炎，病因尚不明确，可能与常染色体显性遗传、外伤、口腔卫生不良、使用具有致敏物质的牙膏等有关。好发于下唇，中年以上患者好发。

Q：腺性唇炎有哪些临床分型？

1. 单纯型腺性唇炎

（1）唇部弥漫性肥厚、肿大。

（2）唇内侧有许多针尖大小的颗粒状突起，挤压有黏液呈"露珠状"溢出。

（3）局部粘连、麻木、肿胀感。

2. 浅表化脓型腺性唇炎

（1）由单纯型继发感染所致。

（2）唇部浅表溃疡、结痂，痂皮下聚集脓性分泌物，去除痂皮后露出红色潮湿基底部。

3. 深部化脓型腺性唇炎

（1）由单纯型或浅表化脓型反复脓肿引起深部感染所致。

（2）唇红表面糜烂、结痂、瘘管，愈合后留有瘢痕。

【预后】

1. 大多数呈慢性良性过程，经久不愈。

2. 有的病例唇部肿胀严重，影响美观，可考虑手术治疗。

3. 有报道称严重病例可癌变，应尽早行组织病理学检查。

第三节　肉芽肿性唇炎

【病例简介】

患者,女性,28 岁。

主诉:上唇肿胀近 1 年。

现病史:近 1 年来上唇突发性肿胀,后一直未消退,在本地治疗未见明显缓解,现来我院治疗。

既往史:否认系统性疾病史,否认药物过敏史。

【临床检查】

　　上唇唇红肿胀较明显,触诊稍显坚韧有垫褥感,无压痛,按压无凹陷,下唇唇红肿胀相对较轻(图 6-3、图 6-4)。

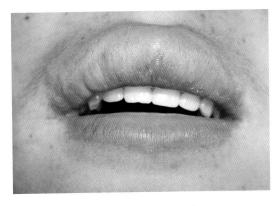

图 6-3　肉芽肿性唇炎
上唇唇红肿胀明显(正面观)
(武汉大学口腔医学院供图)

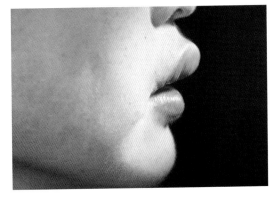

图 6-4　肉芽肿性唇炎
上唇唇红肿胀(侧面观)
(武汉大学口腔医学院供图)

【诊断】

Q:本病的诊断是什么?
肉芽肿性唇炎。

Q:肉芽肿性唇炎的诊断要点是什么?

1. 口唇弥漫性反复肿胀。

2. 扪诊有垫褥感。

3. 反复发作的病史。

4. 肿胀病损不能恢复。

5. 组织病理学检查发现非干酪化类上皮细胞肉芽肿。

Q：本病需与哪些疾病相鉴别？

肉芽肿性唇炎需与血管神经性水肿鉴别，鉴别要点如下：

1. 前者病因不明，后者属于Ⅰ型超敏反应。

2. 前者发病缓慢，后者起病迅速。

3. 前者唇肿不能消退，后者在消除致敏原后肿胀可完全消退。

【治疗】

Q：肉芽肿性唇炎的治疗原则是什么？

1. 糖皮质激素局部封闭治疗。

2. 全身抗炎、抗过敏治疗。

3. 肿胀明显者，必要时可考虑手术治疗恢复外形。

Q：治疗肉芽肿性唇炎的常用药物有哪些？

（一）局部用药

1. 注射剂

（1）曲安奈德注射液（triamcinolone acetonide injection）

（2）泼尼松龙注射液（prednisone injection）

（3）复方倍他米松注射液（compound betamethasone injection）

2. 软膏

（1）氟轻松软膏（fluocinonide ointment）

（2）丙酸氯倍他索软膏（clobetasol propionate ointment）

（3）糠酸莫米松乳膏（mometasone furoate cream）

（二）全身用药

1. 糖皮质激素

（1）泼尼松（prednisone）

（2）地塞米松（dexamethasone）

2. 抗组胺药

（1）氯雷他定（loratadine）

（2）氯苯那敏（chlorphenamine）

（3）曲普利啶（triprolidine）

（4）苯海拉明（diphenhydramine）

（5）西替利嗪（cetirizine）

Q：如何制订本病的治疗方案？

（一）局部用药

1. 唇部肿胀明显顽固者　4% 曲安奈德注射液 1ml，与等量 2% 利多卡因混合，根据唇部肿胀程度在病损基底部注射适量混合液，1 次 / 周。

2. 唇部皲裂者　0.2% 复方氯己定溶液，湿敷唇部，3 次 / 日。同时使用糠酸莫米松乳膏，涂敷患处，3 次 / 日。

（二）全身用药

1. 糖皮质激素　泼尼松片，每天 10~30mg/ 日，晨起顿服。

2. 对糖皮质激素反应差者　氯法齐明丸，口服，100mg/ 次，1 次 / 日，10 天后减量为 100~200mg/ 周，持续 2 个月后停药。

注意：定期监测使用上述药物所致的毒副作用。

3. 抗组胺药　西替利嗪片，口服，10mg/ 次，1 次 / 日；或曲普利啶胶囊，口服，5mg/ 次，2 次 / 日。

【讨论】

Q：肉芽肿性唇炎的病因是什么？

肉芽肿性唇炎是以唇部反复弥漫性肥厚肿胀为主要特点的疾病，被认为是梅 - 罗综合征的单症状型，或口面部肉芽肿病的亚型。该病病因不明，目前认为与血管舒缩紊乱、感染、过敏、遗传等因素有关。也有报道可能与慢性根尖周炎、鼻咽部炎症等有关。

Q：什么是梅 - 罗综合征？

梅 - 罗综合征（Melkersson-Rosenthal syndrome）因最早由瑞士 Melkersson 和德国 Rosenthal 报告而命名，以复发性口面部肿胀、复发性面瘫、裂舌三联症为临床特征，肉芽肿性唇炎是其表现之一。

【预后】

1. 该病慢性迁延，对患者易造成精神负担。

2. 反复发作，可形成巨唇，影响美观，可考虑手术整形。

【预防】

1. 保持口腔卫生，及时治疗口腔内慢性病灶。

2. 去除可疑局部刺激因素。

第四节　光化性唇炎

【病史简介】

患者,女性,45 岁。

主诉:下唇溃烂 1 周。

现病史:患者 1 周前外出钓鱼,引起下唇溃烂,疼痛妨碍进食,伴流血,经抗感染治疗后,症状减轻。

既往史:否认系统性疾病史,否认药物过敏史。

【临床检查】

下唇唇红可见广泛充血糜烂,表面少量渗液,下唇肿胀,触痛(图 6-5),口内黏膜未见明显异常。

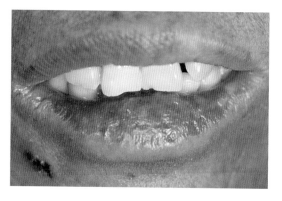

图 6-5　光化性唇炎
下唇唇红肿胀,广泛充血糜烂
(武汉大学口腔医学院供图)

【诊断】

Q:本病的诊断是什么?

光化性唇炎。

Q:光化性唇炎的诊断要点是什么?

1. 明确的日光照射史。

2. 唇部出现糜烂或干燥脱屑的临床表现。

3. 通过组织病理学检查有助于明确病变的程度。

【治疗】

Q:光化性唇炎的治疗原则是什么?

1. 立即避免紫外线的照射。

2. 局部治疗及全身用药。

Q:治疗光化性唇炎的常用药物有哪些?

(一) 局部用药

1. 溶液剂

(1) 依沙吖啶溶液(ethacridine solution)

(2) 氯己定溶液(chlorhexidine solution)

（3）复方硼砂溶液（compound borax solution）

（4）呋喃西林溶液（nitrofurazone solution）

（5）地塞米松溶液（dexamethasone solution）

2．糊剂

（1）曲安奈德口腔软膏（triamcinolone dental paste）

（2）地塞米松软膏（dexamethasone）

（3）金霉素倍他米松糊剂（chlortetracycline betamcthasone paste）

3．凝胶剂

（1）复方甘菊利多卡因凝胶（compound chamomile and lidocaine hydrochloride gel）

（2）复方苯佐卡因凝胶（compound benzocaine gel）

4．注射剂

（1）曲安奈德注射液（triamcinolone acetonide injection）

（2）泼尼松龙注射液（prednisone injection）

（3）复方倍他米松注射液（compound betamethasone injection）

5．软膏

（1）复方二氧化钛软膏（compound titanium dioxide cream）

（2）复方曲安奈德软膏（compound triamcinolone acetonide ointment）

（3）氧化锌软膏（zinc oxide ointment）

（4）氟轻松软膏（fluocinonide ointment）

（5）糠酸莫米松乳膏（mometasone furoate cream）

（二）全身用药

1．糖皮质激素

（1）泼尼松（prednisone）

（2）地塞米松（dexamethasone）

2．其他

（1）氯喹（chloroquine）

（2）羟氯喹（hydroxychloroquine）

Q：如何制订本病的治疗方案？

（一）局部用药

1．消炎防腐制剂　复方硼砂溶液：1:5 稀释，湿敷唇部，3 次/日；或 0.1% 依沙吖啶溶液，湿敷唇部，3 次/日。

2．糖皮质激素制剂　0.01% 地塞米松溶液，湿敷唇部，2 次/日。或 0.1% 曲安奈德口腔软膏，涂敷患处，3 次/日；或 0.1% 地塞米松软膏，涂敷患处，3 次/日。

糜烂面局限后：4% 曲安奈德注射液 1ml，与等量 2% 利多卡因混合，在唇部病损基底部注射适量混合液，1 次/周。

3. 糜烂面愈合后　可选用复方二氧化钛软膏,涂敷患处,3 次 / 日;或糠酸莫米松乳膏,涂敷患处,3 次 / 日;或复方曲安奈德软膏,涂敷患处,3 次 / 日。

（二）全身用药

1. 糖皮质激素　局部糜烂渗出明显者可酌情选用,泼尼松片,口服,10~30mg/ 日,晨起顿服。

2. 有糖皮质激素禁忌证者　羟氯喹片,口服,每次 0.1g,2 次 / 日,15 日为一疗程。同时给予维酶素片减轻胃肠道症状,3 片 / 次,3 次 / 日。

【讨论】

Q:光化性唇炎的病因是什么?

光化性唇炎,又称日光性唇炎,是由于对日光中紫外线过敏所致,症状轻重与个体对光线的敏感程度、光线强弱、照射时间长短、光照范围大小有关。反复持久的日光曝晒、食用影响卟啉代谢而增强日光敏感性的蔬菜、药物以及患有肝病等均可诱发该病。该病有明显季节性,且多见于渔民等户外工作者,好发于男性。

Q:光化性唇炎可有哪些临床类型?

1. 急性光化性唇炎

（1）起病急,发作前常有曝晒史,唇红部广泛充血水肿,表面糜烂、结痂。

（2）如有继发感染,可出现脓痂,疼痛加重。

（3）全身症状较轻,2~4 周内可自愈,也可转为亚急性或慢性。

2. 慢性光化性唇炎

（1）隐匿发病或由急性演变而来,唇部干燥、疼痛、灼热。

（2）口周皮肤颜色变浅,可伴有灰白色角化纹。

（3）慢性光化性唇炎可并发皮肤的日光性湿疹。

（4）长期不愈者,唇红黏膜增厚,角化过度,继而发生浸润性乳白斑片,称为光化性白斑病,可能具有癌变潜能。

【预后】

1. 大多数病例经过及时恰当的治疗,可逐渐愈合,预后良好。

2. 反复持久的日照或伴继发感染,则反复发作、病程迁延。

3. 个别病例有癌变可能,应及时病理检查。

【预防】

1. 避免日光曝晒,户外活动时要采取防护措施,例如戴遮阳帽、口罩,唇部涂敷避光软膏等。

2. 对光敏感者少进食含卟啉多的食物,如菠菜、油菜、野菜等。

3. 停用可使卟啉代谢紊乱的药物,如氯丙嗪、当归等。

4. 积极治疗肝病,避免卟啉代谢异常。

5. 改正舔唇、撕唇部皮屑等不良习惯。

第五节　口　角　炎

【病史简介】

患者,女性,69 岁。

主诉:口角溃烂 3 天。

现病史:口角溃烂 3 天,说话或吃饭时疼痛明显,患者自述近一年来口角经常裂开,今来诊。

既往史:高血压病史,否认药物过敏史。

【临床检查】

上下唇红干燥,双侧口角区皲裂、糜烂、渗出,伴有少量黄色结痂,触诊疼痛,张口轻度受限(图 6-6)。

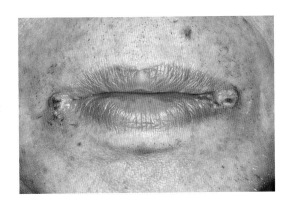

图 6-6　口角炎
双侧口角区皲裂、糜烂,伴渗出、结痂
(武汉大学口腔医学院供图)

【诊断】

Q:本病的诊断是什么?

口角炎。

Q:口角炎的诊断要点是什么?

根据临床表现(皲裂、结痂、张口受限)和病史(例如义齿佩戴近十年)可作出初步诊断。

Q:各型口角炎的鉴别要点有哪些?

各型口角炎鉴别要点见表 6-2。

表 6-2　各型口角炎鉴别要点

临床类型	临床特征	实验室检查
感染性口角炎	单侧或双侧口角糜烂结痂	细胞培养、念珠菌培养或直接镜检
	有感染性疾病的其他相应症状	
接触性口角炎	有既往过敏史	嗜酸性粒细胞增高,IgG、IgE 增高
	有接触可疑致敏原史,发病迅速	
创伤性口角炎	单侧糜烂	无
	有创伤史或不良习惯史	
营养不良性口角炎	双侧口角湿白糜烂	维生素水平检测
	可伴唇炎、舌炎、脂溢性皮炎	

【治疗】

Q: 口角炎的治疗原则是什么?

1. 局部消炎、止痛, 促进病损愈合。

2. 对因治疗。

Q: 治疗口角炎的常用药物有哪些?

( ) 局部用药

1. 溶液剂

(1) 氯己定溶液 (chlorhexidine solution)

(2) 复方硼砂溶液 (compound borax solution)

(3) 碳酸氢钠溶液 (sodium bicarbonate solution)

2. 糊剂

(1) 金霉素甘油糊剂 (chlortetracycline glycerol paste)

(2) 四环素甘油糊剂 (tetracycline glycerol paste)

(3) 制霉菌素糊剂 (nystatin paste)

3. 软膏

(1) 阿昔洛韦软膏 (aciclovir ointment)

(2) 复方曲安奈德软膏 (compound triamcinolone acetonide ointment)

(3) 复方酮康唑软膏 (ketoconazole ointment)

(4) 复方咪康唑软膏 (compound miconazole ointment)

(5) 鱼肝油软膏 (cod-liver ointment)

4. 乳膏

(1) 曲安奈德益康唑乳膏 (triamcinolone acetonide and econazole cream)

(2) 硅油乳膏

(二) 全身用药

1. 维生素及微量元素类

(1) 维生素 B_2 (vitamin B_2)

(2) 复合维生素 B (compound vitamin B)

(3) 维生素 C (vitamin C)

(4) 叶酸 (folic acid)

(5) 多维元素 (vitamin with minerals)

2. 抗真菌药

(1) 氟康唑 (fluconazole)

(2) 伊曲康唑 (itraconazole)

(3) 两性霉素 (amphotericin B)

3. 抗病毒药

(1) 阿昔洛韦(aciclovir)

(2) 伐昔洛韦(valaciclovir)

(3) 利巴韦林(ribavirin)

4. 免疫增强剂

(1) 胸腺肽(thymosin)

(2) 转移因子(transfer factor)

Q:如何制订口角炎的治疗方案?

(一) 局部用药

1. 消毒防腐制剂　复方氯己定溶液,湿敷患处,3 次 / 日;或复方硼砂溶液,1 : 5 稀释,湿敷患处,3 次 / 日;或 2%~4% 碳酸氢钠溶液,湿敷患处,3 次 / 日。

2. 糊剂　5% 金霉素甘油糊剂,涂敷患处,3 次 / 日;或 5% 四环素甘油糊剂,涂敷患处,3 次 / 日。

3. 伴真菌感染者　曲安奈德益康唑乳膏,涂敷患处,3 次 / 日;或复方酮康唑软膏,涂敷患处,3 次 / 日;或制霉菌素糊剂,涂敷患处,3 次 / 日。

4. 保湿制剂　鱼肝油软膏,涂敷患处,3 次 / 日;或硅油乳膏,涂敷患处,3 次 / 日。

(二) 全身用药

增强免疫功能:胸腺肽肠溶片,口服,20mg/ 次,3 次 / 日;或转移因子,口服,3mg/ 次,2 次 / 日。

【讨论】

Q:口角炎有哪些临床类型?

1. 感染性口角炎　由真菌、细菌、病毒等病原微生物感染引起。

2. 创伤性口角炎　由口角区医源性创伤、严重的物理刺激或患者某些不良习惯引起。

3. 接触性口角炎　患者常为过敏体质,一旦接触变应原或毒性物质即可发病。

4. 营养不良性口角炎　由营养不良、维生素缺乏,或继发于糖尿病、贫血、免疫功能异常等全身疾病引起。

【预防】

1. 积极治疗全身性疾病,去除局部刺激因素,改正不良习惯。

2. 均衡饮食,多食用新鲜水果和蔬菜。

3. 秋冬季防止口唇干燥,改正舔唇等不良习惯。

4. 无牙或牙体磨耗过多的老人应及时制作符合生理颌间距离的义齿,保持口角干燥、清洁。

第六节 地 图 舌

【病史简介】

患者,男性,8岁。

主诉:舌头花纹4年。

现病史:舌头4年来出现花纹,花纹形状常有变化,进食辛辣食物时偶有疼痛,未经治疗,现来我院就诊。

既往史:否认系统性疾病史,否认药物过敏史。

【临床检查】

舌背丝状乳头萎缩,呈剥脱样红斑,周边丝状乳头增厚,呈黄白色带状围线,边界分明,无触痛(图6-7)。

【诊断】

Q:本病的诊断是什么?

地图舌。

Q:地图舌的诊断要点是什么?

1. 病损地图状形态不断变化的游走特征。

2. 病损好发于舌背、舌尖、舌缘等部位。

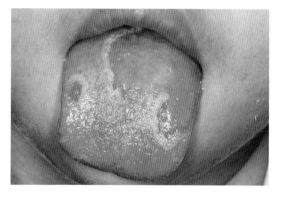

图6-7 地图舌
舌背剥脱样红斑,周边为黄白色围线
(武汉大学口腔医学院供图)

【治疗】

Q:地图舌的治疗原则是什么?

1. 一般不需治疗。

2. 心理疏导比药物治疗更重要。

3. 症状严重者,对症处理。

Q:治疗地图舌的常用药物有哪些?

(一)局部用药

1. 溶液剂

(1) 氯己定溶液(chlorhexidine solution)

(2) 碳酸氢钠溶液(sodium bicarbonate solution)

2. 糊剂

(1) 金霉素甘油糊剂(chlortetracycline glycerol paste)

(2) 四环素甘油糊剂(tetracycline glycerol paste)

(3) 制霉菌素糊剂(nystatin paste)

(二) 全身用药

维生素及微量元素类:

1. 维生素 B_2(vitamin B2)

2. 复合维生素 B(compound vitamin B)

3. 维生素 C(vitamin C)

4. 叶酸(folic acid)

5. 甘草锌(licorzinc)

6. 多维元素(vitamin with minerals)

Q:如何制订本病治疗方案?

(一) 局部用药

1. 伴真菌感染　2%~4% 碳酸氢钠溶液,含漱,3 次 / 日;制霉菌素糊剂,涂敷患处,3 次 / 日。

2. 有疼痛症状　5% 金霉素甘油糊剂,涂敷患处,3 次 / 日。

(二) 全身用药

无明显症状者,一般不需全身用药。

【讨论】

Q:地图舌的病因是什么?

地图舌又称游走性舌炎,是一种浅表性非感染性的舌部炎症。该病多见于学龄前儿童,有可能随着年龄的增长而自行消失,成人患者常伴有沟纹舌。其病因不明,可能与以下因素有关:

1. 遗传因素。

2. 精神心理因素。

3. 内分泌因素。

4. 某些全身疾病如贫血、胃肠紊乱、Reiter 综合征等。

5. 局部刺激如乳牙初萌。

6. 其他如营养不良、疲劳、失眠等。

【预后】

该病预后良好。

【预防】

1. 保持口腔卫生。
2. 积极纠正与地图舌发病有关的因素,如情绪紧张、劳累、全身疾病等。
3. 注意饮食营养均衡,多食新鲜蔬菜和水果。
4. 锻炼身体,增强抵抗力。

第七节 沟 纹 舌

【病史简介】

患者,男性,26岁。
主诉:舌头开裂 1 个月。
现病史:舌头开裂 1 个月,进食辛辣食物时疼痛,现来我院就诊。
既往史:否认系统性疾病史,否认药物过敏史。

【临床检查】

舌背可见多条纵行、斜形裂纹,裂纹深在,裂纹底部黏膜连续完整,无渗血,触诊柔软,无触痛(图 6-8)。

【诊断】

Q:本病的诊断是什么?
沟纹舌。

Q:本病需与哪些疾病相鉴别?
沟纹舌需与舌开裂性创伤相鉴别,鉴别要点如下:

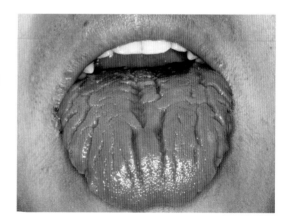

图 6-8 沟纹舌
舌背黏膜多条裂纹
(武汉大学口腔医学院供图)

1. 前者无创伤史,后者有创伤史。
2. 前者沟纹底部黏膜连续性完整,无渗血,后者沟纹底部黏膜连续性中断,有渗血,疼痛明显。

【治疗】

Q:沟纹舌的治疗原则是什么?
1. 无症状者,一般不需治疗。

2. 心理疏导。

3. 症状严重者,对症处理。

Q:治疗沟纹舌的常用药物有哪些?

(一)局部用药

1. 溶液剂

(1)氯己定溶液(chlorhexidine solution)

(2)复方硼砂溶液(compound borax solution)

(3)碳酸氢钠溶液(sodium bicarbonate solution)

2. 糊剂

(1)金霉素甘油糊剂(chlortetracycline glycerol paste)

(2)四环素甘油糊剂(tetracycline glycerol paste)

(3)制霉菌素糊剂(nystatin paste)

(二)全身用药

维生素及微量元素类:

1. 维生素 B_2(vitamin B_2)

2. 复合维生素 B(compound vitamin B)

3. 维生素 C(vitamin C)

4. 叶酸(folic acid)

5. 多维元素(vitamin with minerals)

Q:如何制订本病的治疗方案?

(一)局部用药

消毒防腐制剂:复方氯己定溶液,含漱,3 次 / 日;或复方硼砂溶液,1∶5 稀释,含漱,3 次 / 日。或 5% 四环素甘油糊剂,涂敷患处,3 次 / 日。

注意:含漱时将舌尖抵住下前牙舌侧,使舌背拱起暴露沟纹,去除沟中食物残渣,并使沟纹浸泡在药液中,起到局部清洗、消炎作用。

(二)全身用药

无明显症状者:一般不需全身用药。

【讨论】

Q:沟纹舌的病因是什么?

沟纹舌(fissured tongue)又名裂纹舌,常伴地图舌。该病病因不明,多认为系先天性异常,也可能与地理环境、食物种类、B 族维生素缺乏、消化系统疾病等因素有关。

【预后】

该病预后一般良好。

【预防】

1. 保持口腔卫生,餐后漱口,防止感染。
2. 饮食要合理,多食新鲜蔬菜和水果,少食辛辣食物。

第八节　萎缩性舌炎

【病史简介】

患者,男性,68 岁。

主诉:舌头疼痛 1 个月余。

现病史:舌头疼痛 1 个月余,自觉进食时疼痛加重,进食辛辣食物时尤为明显,未经治疗,现来诊。

既往史:否认系统性疾病史,否认药物过敏史。

【临床检查】

舌背黏膜丝状乳头和菌状乳头萎缩消失,光滑似镜面状,表面伴有横行、纵行裂纹。舌背颜色苍白,局部可见充血区域(图 6-9)。

【诊断】

Q:本病的诊断是什么?
萎缩性舌炎。

Q:询问病史时应注意哪些方面的问题?
除了常规病史问询外,还应重点问询患者有无贫血、干燥综合征、营养缺乏、念珠菌感染等系统性病史,以及饮食嗜好等。

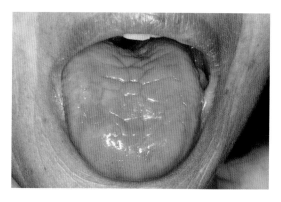

图 6-9　萎缩性舌炎
舌背乳头萎缩消失,表面光滑似镜面
(武汉大学口腔医学院供图)

【治疗】

Q:萎缩性舌炎的治疗原则是什么?
1. 局部对症治疗。

2. 全身对因治疗。

Q:治疗萎缩性舌炎的常用药物有哪些?

(一) 局部用药

1. 溶液剂

(1) 氯己定溶液(chlorhexidine solution)

(2) 复方硼砂溶液(compound borax solution)

(3) 碳酸氢钠溶液(sodium bicarbonate solution)

(4) 聚维酮碘溶液(povidone iodine solution)

2. 糊剂

(1) 达克罗宁糊剂(dyclonine paste)

(2) 四环素甘油糊剂(tetracycline glycerol paste)

3. 口含片

(1) 西地碘含片(cydiodine buccal tablet)

(2) 地喹氯胺含片(dequalinium chloride buccal tablet)

(3) 氯己定含片(chlorhexidine buccal tablet)

(4) 克霉唑含片(clotrimazole buccal tablet)

4. 凝胶剂

(1) 咪康唑凝胶(miconazole gel)

(2) 氯己定凝胶(chlorhexidine gel)

(3) 复方甘菊利多卡因凝胶(compound chamomile and lidocaine hydrochloride)

5. 人工替代品

(1) 人工唾液(artifical saliva)

(2) 口腔湿润凝胶(bioxtra gel)

(3) 口干凝胶(Dry mouth gel)

(二) 全身用药

1. 维生素及微量元素类

(1) 维生素 B_2(vitamin B_2)

(2) 复合维生素 B(compound vitamin B)

(3) 硫酸亚铁(ferrous sulfate)

(4) 叶酸(folic acid)

(5) 多维元素(vitamin with minerals)

(6) 维生素 B_{12}(vitamin B_{12})

(7) 甲钴胺(methycobal)

(8) 葡萄糖酸亚铁(ferrous gluconate)

(9) 多糖铁复合物(polysaccharide-iron complex capsules)

2. M₃受体激动剂

(1) 毛果芸香碱(pilocarpine)

(2) 西维美林(cevimeline)

(3) 环戊硫酮(anethole trithione)

3. 免疫增强剂

(1) 胸腺肽(thymosin)

(2) 转移因子(transfer factor)

(3) 干扰素(interferon)

4. 中成药

(1) 芦笋胶囊

(2) 六味地黄丸

(3) 知柏地黄丸

Q:如何制订本病的治疗方案?

(一) 局部用药

1. 消炎防腐制剂　碳酸氢钠溶液,含漱,3 次 / 日;或 1% 聚维酮碘溶液,含漱,3 次 / 日。

2. 抗真菌制剂　克霉唑含片,含化,3 次 / 日;或制霉菌素糊剂,涂敷患处,3 次 / 日;或 5 万 ~ 10 万 IU/ml 的制霉菌素混悬液,涂敷患处,3 次 / 日。疼痛症状明显者:达克罗宁糊剂,涂敷患处, 3 次 / 日;或复方甘菊利多卡因凝胶,涂敷患处,3 次 / 日。

(二) 全身用药

参见本书第九章第一、二节及第十一章第二节。

【讨论】

Q:萎缩性舌炎的病因是什么?

可能是由于贫血(低色素性小细胞贫血、正色素性大细胞贫血、再生障碍性贫血或失血性贫血)、烟酸缺乏、干燥综合征、念珠菌感染等引起,多见于有系统性疾病的中老年人。

【预防】

1. 注意饮食均衡。

2. 积极治疗各种系统性疾病。

3. 注意口腔卫生,戴义齿者应注意清洗,保持清洁。

4. 锻炼身体,提高机体抵抗力。

第九节 舌乳头炎

【病史简介】

患者,男性,32 岁。

主诉:舌根右侧肿痛 1 个月。

现病史:近 1 个月来感觉舌根右侧疼痛,之后患者频繁伸舌自检,经消炎治疗效果不佳,现来诊。

既往史:否认系统性疾病史,否认药物过敏史。

【临床检查】

舌右侧缘后份叶状乳头充血红肿,乳头间皱襞更显凹陷,局部舌淋巴滤泡增生明显(图 6-10)。

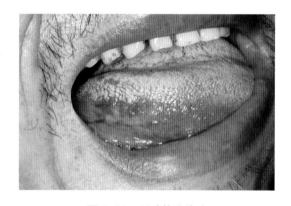

图 6-10 舌叶状乳头炎
舌缘后部叶状乳头红肿
(武汉大学口腔医学院供图)

【诊断】

Q:本病的诊断是什么?
舌叶状乳头炎。

【治疗】

Q:叶状乳头炎的治疗原则是什么?

1. 去除局部刺激因素。

2. 药物治疗。

3. 心理治疗。

4. 系统性疾病的治疗。

5. 禁止伸舌自检。

Q:治疗舌叶状乳头炎的常用药物有哪些?

(一)局部用药

1. 溶液剂

(1) 依沙吖啶溶液(ethacridine solution)

(2) 氯己定溶液(chlorhexidine solution)

(3) 复方硼砂溶液(compound borax solution)

(4) 呋喃西林溶液(nitrofurazone solution)

(5) 碳酸氢钠溶液（sodium bicarbonate solution）

2. 口含片

(1) 西地碘含片（cydiodine buccal tablet）

(2) 青霉素 V 钾含片（phenoxymethylpenicillin potassium）

（二）全身用药

1. 抗生素

(1) 阿莫西林（amoxicillin）

(2) 头孢拉定（cefradine）

(3) 红霉素（erythromycin）

(4) 林可霉素（lincomycin）

2. 中成药

(1) 口炎清颗粒

(2) 万应颗粒

(3) 定风止疼胶囊

Q：如何制订本病的治疗方案？

（一）局部用药

消炎防腐制剂：复方硼砂溶液，1∶5 稀释，含漱，3 次 / 天；或氯己定溶液，含漱，3 次 / 日。

（二）全身用药

中医辨证施治，酌情选用中成药：口炎清颗粒，温水冲服，3~6g/ 次，3 次 / 日。

【讨论】

Q：舌乳头炎的病因是什么？

可能与贫血、局部刺激、念珠菌感染、维生素缺乏等因素有关，舌叶状乳头炎或轮廓乳头炎与鼻咽部的炎症有关，患者因恐癌而频繁对镜伸舌自检，从而加重症状。

Q：舌乳头炎有哪些临床类型？

舌乳头炎包括丝状乳头炎、菌状乳头炎、叶状乳头炎、轮廓乳头炎四种，其中，以菌状乳头和叶状乳头的炎症较常见。丝状乳头炎以萎缩性损害为主，其他乳头炎均以充血、红肿、疼痛为主。

1. 丝状乳头炎　主要表现为萎缩性舌炎，上皮变薄，舌背成火红色，有浅沟裂纹。
2. 菌状乳头炎　菌状乳头水肿、充血，呈草莓样改变（图 6-11）。
3. 叶状乳头炎　叶状乳头充血、水肿，皱褶加深，舌运动时疼痛明显。
4. 轮廓乳头炎　轮廓乳头充血、水肿，轮廓清晰（图 6-12）。

【预后】

该病预后一般良好。

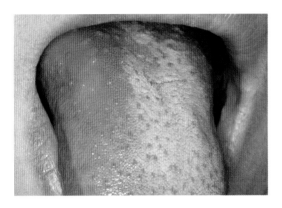

图 6-11　舌菌状乳头炎

菌状乳头充血、水肿,呈草莓样

（武汉大学口腔医学院供图）

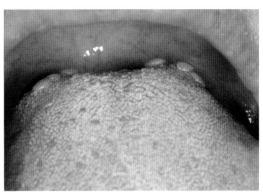

图 6-12　舌轮廓乳头炎

轮廓乳头充血、水肿

（武汉大学口腔医学院供图）

【预防】

1. 及时治疗口腔、咽喉部、鼻腔以及贫血等疾病。

2. 保持口腔卫生。

3. 改正对镜伸舌自检的不良习惯。

4. 注意饮食习惯,少食刺激性食物。

第十节　正中菱形舌炎

【病史简介】

患者,男性,20 岁。

主诉:舌头中后部疼痛 1 个月。

现病史:近 1 个月来,舌头中后份疼痛,进食时疼痛明显,经用消炎药治疗后,症状改善不明显。

既往史:否认系统性疾病史,否认药物过敏史。

【临床检查】

舌背正中后 1/3 可见约 1.0cm×1.5cm 的近似菱形舌乳头萎缩区,充血发红,表面有结节状的突起,边界清晰,触诊柔软,触痛较轻（图 6-13）。

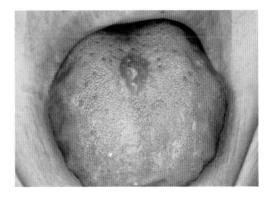

图 6-13　正中菱形舌炎

舌背正中后份菱形充血发红,表面结节

（武汉大学口腔医学院供图）

【诊断】

Q:本病的诊断是什么?

正中菱形舌炎。

Q:正中菱形舌炎的诊断要点是什么?

根据特定部位和菱形舌乳头缺失的临床表现可作出诊断。

【治疗】

Q:治疗正中菱形舌炎的常用药物有哪些?

(一)局部用药

1. 溶液剂

(1)氯己定溶液(chlorhexidine solution)

(2)聚维酮碘溶液(povidone iodine solution)

(3)碳酸氢钠溶液(sodium bicarbonate solution)

2. 糊剂

(1)金霉素甘油糊剂(chlortetracycline glycerol paste)

(2)四环素甘油糊剂(tetracycline glycerol paste)

(3)制霉菌素糊剂(nystatin paste)

3. 口含片

(1)西地碘含片(cydiodine buccal tablet)

(2)地喹氯胺(dequalinium chloride buccal tablet)

(3)氯己定含片(chlorhexidine buccal tablet)

(4)克霉唑含片(clotrimazole buccal tablet)

(二)全身用药

一般不需全身治疗。

Q:如何制订本病的治疗方案?

(一)局部用药

1. 消毒防腐制剂　2%~4% 碳酸氢钠溶液,含漱,3 次 / 日;或 1% 聚维酮碘溶液,含漱,3 次 / 日。

2. 抗真菌制剂　克霉唑含片,含化,3 次 / 日;或制霉菌素糊剂,涂敷患处,3 次 / 日;或 5 万 ~ 10 万 IU/ml 的制霉菌素混悬液,涂敷患处,3 次 / 日。

(二)全身用药

一般不需全身用药。

【讨论】

Q:正中菱形舌炎的病因是什么?

正中菱形舌炎是指发生在舌背人字沟前方呈菱形的炎症样病损。病因不明确,可能的因素有:

1. 发育畸形。
2. 白色念珠菌感染。
3. 内分泌失调如糖尿病等疾病的继发感染、铁缺乏、维生素缺乏、微血管损伤。
4. 大量使用抗生素或激素。

【预后】

1. 该病预后一般良好。
2. 如呈结节型,必要时行组织病理学检查以排除恶变。

【预防】

1. 积极治疗系统性疾病。
2. 保持口腔卫生。
3. 戒烟酒,少食辛辣刺激食物。

第十一节 毛 舌

【病史简介】

患者,男性,25岁。

主诉:舌苔发黑 3 个月余。

现病史:3 个多月以来发现舌苔发黑,无明显疼痛,自觉口臭明显,今来诊。

既往史:否认系统性疾病史,否认药物过敏史。

【临床检查】

舌背正中后 1/3 可见丝状乳头增生伸长呈毛发状,长约 3~5mm,颜色发黑,触诊柔软,无触痛,口腔卫生状况差,大量黑色烟垢(图 6-14)。

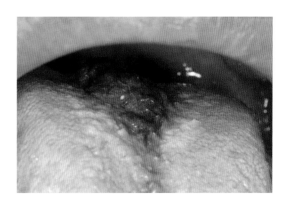

图 6-14 黑毛舌

舌背黏膜正中后份丝状乳头增生伸长,呈黑色毛发状

(武汉大学口腔医学院供图)

【诊断】

Q:本病的诊断是什么?

黑毛舌。

Q:询问病史时应注意哪些方面的问题?

除了常规病史问询外,还应重点问询患者有无吸烟以及近期用药情况等。如在本病例中,经询问发现,患者烟龄 20 年,每天 1~2 包。吸烟可能为黑毛舌发生的诱因。

Q:毛舌的诊断要点是什么?

根据舌背特征性的毛发状病损可作出诊断。

【治疗】

Q:毛舌的治疗原则是什么?

1. 以局部抗真菌治疗为主。

2. 对因治疗,例如停用可疑药物和食物,积极治疗全身性疾病,纠正口腔酸性环境等。

Q:治疗毛舌的常用药物有哪些?

(一)局部用药

1. 溶液剂

(1) 碳酸氢钠溶液(sodium bicarbonate solution)

(2) 氯己定溶液(chlorhexidine solution)

(3) 复方硼砂溶液(compound borax solution)

(4) 聚维酮碘含漱液(povidone iodine solution)

(5) 依沙吖啶溶液(ethacridine solution)

(6) 呋喃西林溶液(nitrofurazone solution)

2. 糊剂 制霉菌素糊剂(nystatin paste)

3. 口含片

(1) 氯己定含片(chlorhexidine buccal tablets)

(2) 克霉唑含片(clotrimazole buccal tablets)

(3) 制霉菌素含片(nystatin tablets)

4. 凝胶

(1) 咪康唑凝胶(miconazole gel)

(2) 氯己定凝胶(chlorhexidine gel)

(二)全身用药

1. 抗真菌药

（1）氟康唑（fluconazole）

（2）伊曲康唑（itraconazole）

（3）酮康唑（ketoconazole）

2. 免疫增强剂

（1）胸腺肽（thymosin）

（2）匹多莫德（pidotimod）

（3）转移因子（transfer factor）

Q:如何制订本病的治疗方案?

（一）局部用药

1. 消炎防腐制剂 2%~4% 碳酸氢钠溶液,含漱,3 次 / 日;或 1% 聚维酮碘溶液,含漱,3 次 / 日。

2. 抗真菌制剂 克霉唑含片,含化,3 次 / 日;或制霉菌素糊剂,涂敷患处,3 次 / 日;或 5 万 ~ 10 万 IU/ml 的制霉菌素混悬液,涂敷患处,3 次 / 日。

（二）全身用药

1. 抗真菌药 氟康唑片,口服或含化,第 1 日 200mg,以后 50mg/ 次,2 次 / 日。对氟康唑耐药者,可选伊曲康唑胶囊,饭后顿服,100~200mg/ 次,1 次 / 日。

2. 免疫增强剂 胸腺肽肠溶片,口服,20mg/ 次,1~2 次 / 日;或匹多莫德片,口服,0.4~0.8g/ 次,2 次 / 日。

【讨论】

Q:毛舌的病因是什么?

毛舌的发生可能与以下因素有关:

1. 吸烟。

2. 口腔卫生状况不佳。

3. 长期使用抗生素。

4. 霉菌感染 主要是黑根霉菌。

5. 全身性疾病如高热、贫血、放线菌感染等。

6. 不良生活习惯如刮舌。

7. 唾液 pH 值降低。

【预后】

该病预后良好。

【预防】

1. 注意口腔卫生,治疗口腔疾患。

2. 戒烟酒。

3. 避免长期大量服用抗生素。

4. 暂停或更换可疑药物。

第十二节　舌淀粉样变性

【病史简介】

患者,男性,55 岁。

主诉:舌头疼痛 1 年余。

现病史:1 年多前舌头开始偶有疼痛,自行服用止痛药,症状减轻不明显,近来舌头疼痛加重,伴有吞咽困难,言语不清,曾去多家医院治疗,无明显缓解,今来我院就诊。

既往史:否认系统性疾病史,否认药物过敏史。

【临床检查】

舌体增大,舌缘可见齿痕,伴有白色结节样突起,触诊质地较硬,触痛明显,舌运动受限,不能伸出口腔以外,全口卫生状况不佳(图 6-15、图 6-16)。

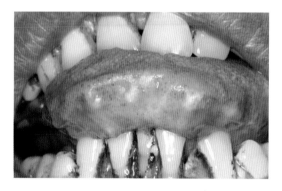

图 6-15　舌淀粉样变性
舌体肿大,舌缘可见齿痕
(武汉大学口腔医学院供图)

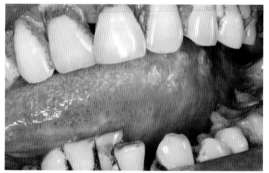

图 6-16　舌淀粉样变性
舌缘后份白色结节状突起
(武汉大学口腔医学院供图)

病理检查:结缔组织内可见大量无定形样物质,刚果红染色呈红色。

【诊断】

Q:本病的诊断是什么?

舌淀粉样变性。

Q:舌淀粉样变性的诊断要点是什么?

1. 进行性巨舌症。

2. 舌体逐渐变硬,舌缘有结节状突起,舌背有结节、紫癜及出血等多种病损。

3. 舌运动受限,影响咀嚼、吞咽、言语等生理功能。

4. 可同时伴有多种并发症。

【治疗】

Q:舌淀粉样变性的治疗原则是什么?

1. 全身可试用糖皮质激素或免疫抑制剂缓解病情。

2. 局部对症治疗。

Q:治疗舌淀粉样变性的常用药物有哪些?

(一) 局部用药

1. 溶液剂

(1) 依沙吖啶溶液(ethacridine solution)

(2) 氯己定溶液(chlorhexidine solution)

(3) 复方硼砂溶液(compound borax solution)

(4) 呋喃西林溶液(nitrofurazone solution)

(5) 碳酸氢钠溶液(sodium bicarbonate solution)

2. 糊剂

(1) 金霉素倍他米松糊剂(chlortetracycline betamethasone paste)

(2) 四环素软膏(tetracycline glycerol paste)

3. 凝胶剂

(1) 复方甘菊利多卡因凝胶(compound chamomile and lidocaine hydrochloride gel)

(2) 复方苯佐卡因凝胶(compound benzocaine gel)

(二) 全身用药

1. 糖皮质激素

(1) 泼尼松(prednisone)

(2) 地塞米松(dexamethasone)

2. 免疫抑制剂

(1) 沙利度胺(thalidomide)

(2) 秋水仙碱(colchicine)

(3) 硫唑嘌呤(azathioprine)

(4) 环磷酰胺(cyclophosphamide)

(5) 甲氨蝶呤(methotrexate)

Q:如何制订本病的治疗方案?

（一）局部用药

1. 消炎防腐制剂　复方硼砂溶液，1：5稀释，含漱，3次/日；或2%~4%碳酸氢钠溶液，含漱，3次/日。5%金霉素甘油糊剂，涂敷患处，3次/日。

2. 舌痛者，可选复方甘菊利多卡因凝胶，涂敷患处，3次/日。

（二）全身用药

1. 肾上腺糖皮质激素　泼尼松片，口服，10~30mg/日，晨起顿服。

2. 免疫抑制剂　秋水仙碱片，口服，每次0.5mg，3次/日。

【讨论】

Q：舌淀粉样变性的病因是什么？

舌淀粉样变性是淀粉样物质沉积的早期表现，是一种少见的蛋白质代谢紊乱引起的全身多脏器受累的综合征。其特点为淀粉样蛋白物质在组织中沉淀，随年龄增加而加重。

该病病因不明。在很多情况下，淀粉样物质的沉积是潜在疾病的继发表现，如多发性骨髓瘤及巨型球蛋白血症、慢性感染性疾病、自身免疫性疾病和恶性肿瘤。

继发性淀粉样变则没有先发和并发的疾病。可能与遗传有关，反复刺激、外伤、药物、日晒是诱因。

【预后】

1. 舌运动受限，影响咀嚼、吞咽、言语等生理功能。

2. 损害侵及多个内脏系统时，预后较差。

（梁雪艺）

参考文献

1. 周红梅，周刚，周威，等. 口腔黏膜病药物治疗精解. 北京：人民卫生出版社，2010

2. Scully C. Oral and Maxillofacial Medicine：The Basis of Diagnosis and Treatment. 3rd Revised edition.Churchill Livingstone，2013

3. Critchlow WA，Chang D. Cheilitis granulomatosa：a review. Head Neck Pathol，2014，8（2）：209-213

4. de Santana Sarmento DJ，da Costa Miguel MC，Queiroz LM，et al. Actinic cheilitis：clinicopathologic profile and association with degree of dysplasia. Int J Dermatol，2014，53（4）：466-472

5. Sayed RH，Hawkins PN，Lachmann HJ. Emerging treatments for amyloidosis. Kidney Int，2015，87（3）：516-526

第七章
艾滋病的口腔表征

【病例简介】

患者,男性,59 岁。

主诉:口腔白膜 2 个月余。

现病史:2 个月来,口腔黏膜上出现较多白色膜状物,逐渐增多,无明显疼痛感,未经诊治,现来我院就诊。

既往史:不洁性接触史,否认其他系统性疾病及药物过敏史。

【临床检查】

双侧颊部、硬腭及软腭黏膜表面有大量白色膜状物,用湿棉签可擦去。黏膜发红,口腔卫生状况差(图 7-1、图 7-2)。

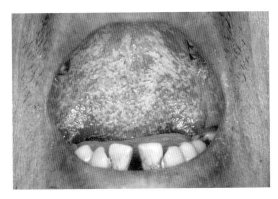
图 7-1 HIV 相关性口腔念珠菌病(腭部)
硬腭及软腭表面有大量白色膜状物,可擦去
(武汉大学口腔医院供图)

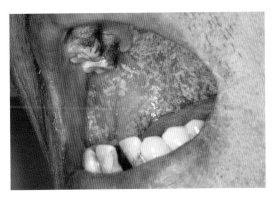
图 7-2 HIV 相关性口腔念珠菌病(右颊)
右颊表面大量白色膜状物,可擦去
(武汉大学口腔医学院供图)

实验室检查:涂片检查,镜下可见较多芽生孢子和假菌丝。血清检测 HIV 抗体阳性。

【诊断】

Q:本病的诊断是什么?

HIV 相关性口腔念珠菌病。

Q:艾滋病的诊断原则是什么?

HIV/AIDS 的诊断需结合流行病学史、临床表现和实验室检查等进行综合分析,慎重作出诊断。诊断 HIV/AIDS 必须是 HIV 抗体阳性(经确证试验证实),而 HIV-RNA 和 P24 抗原的检测有助于 HIV/AIDS 的诊断,尤其是能缩短抗体"窗口期"和帮助早期诊断新生儿的 HIV 感染。

Q:艾滋病各期的诊断标准是什么?

1. 急性期　诊断标准:患者近期内有流行病学史和临床表现,结合实验室检查 HIV 抗体由阴性转为阳性即可诊断,或仅实验室检查 HIV 抗体由阴性转为阳性即可诊断。

2. 无症状期　诊断标准:有流行病学史,结合 HIV 抗体阳性即可诊断,或仅实验室检查 HIV 抗体阳性即可诊断。

3. 艾滋病期　诊断标准:有流行病学史、实验室检查 HIV 抗体阳性,加下述各项中的任何一项,即可诊断为艾滋病。或者 HIV 抗体阳性,CD4$^+$T 淋巴细胞数 <200/mm^3,也可诊断为艾滋病。

(1) 原因不明的持续不规则发热 38℃以上,>1 个月。

(2) 腹泻(大便次数多于 3 次/日),>1 个月。

(3) 6 个月之内体重下降 10% 以上。

(4) 反复发作的口腔念珠菌感染。

(5) 反复发作的单纯疱疹病毒感染或带状疱疹病毒感染。

(6) 肺孢子菌肺炎(PCP)。

(7) 反复发生的细菌性肺炎。

(8) 活动性结核或非结核分枝杆菌病。

(9) 深部真菌感染。

(10) 中枢神经系统病变。

(11) 中青年人出现痴呆。

(12) 活动性巨细胞病毒感染。

(13) 弓形虫脑病。

(14) 青霉菌感染。

(15) 反复发生的败血症。

(16) 皮肤黏膜或内脏的卡波西肉瘤、淋巴瘤。

Q:普通口腔念珠菌病与艾滋病相关口腔念珠菌病鉴别要点是什么?

1. 前者一般多见于老人和婴幼儿,后者多见于中青年人。

2. 前者有一定诱因,后者无明显诱因。

3. 前者病情轻,后者病情严重而反复。

【治疗】

Q:艾滋病的治疗原则是什么?

1. 严格按国家乙类法定传染病报告程序登记、上报病例,并由相关疾病控制机构负责控制和预防。

2. 全身抗病毒治疗,坚持早期、规范、联合用药原则。

3. 提高免疫功能。

4. 及时控制机会性感染。

5. 针对不同口腔表征进行全身和局部治疗,改善局部症状,提高生活质量。

Q:治疗 HIV 感染者口腔表征的常用药物有哪些?

(一) 局部用药

1. 溶液剂

(1) 复方硼砂溶液(compound borax solution)

(2) 复方氯己定含漱液(compound chlorhexidine solution)

(3) 聚维酮碘含漱液(povidone iodine solution)

(4) 碳酸氢钠溶液(sodium bicarbonate solution)

(5) 依沙吖啶溶液(ethacridine solution)

(6) 过氧化氢溶液(hydrogen peroxide solution)

2. 糊剂

(1) 曲安奈德口腔软膏(triamcinolone acetonide dental paste)

(2) 氨来呫诺糊剂(amlexanox paste)

(3) 金霉素倍他米松糊剂(chlortetracycline betamethasone paste)

(4) 两性霉素 B 糊剂(amphotericin B paste)

(5) 制霉菌素糊剂(nystatin paste)

3. 凝胶

(1) 重组人表皮生长因子凝胶(recombinant human epidermal growth factor hydrogel)

(2) 重组牛碱性成纤维细胞因子凝胶(recombinant bovine basic fibroblast growth factor gel)

(3) 复方苯佐卡因凝胶(benzocaine compound gel)

4. 乳膏

(1) 他克莫司溶液(tacrolimus cream)

(2) 维 A 酸乳膏(tretinoin cream)

5. 散剂

(1) 冰硼散(bingpeng san)

（2）西瓜霜粉剂（mirabilitum praeparatum powder）

6. 喷雾剂

（1）重组人表皮生长因子喷雾剂（recombinant human epidermal growth factor spray）

（2）口腔炎喷雾剂（stomatitis spray）

7. 混悬液

（1）氢化泼尼松混悬液（hydroprednisone suspension）

（2）曲安奈德混悬液（triamcinolone acetonide suspension）

（3）倍他米松混悬液（betamethasone suspension）

（二）全身用药

1. 糖皮质激素

（1）泼尼松（prednisone）

（2）地塞米松（dexamethasone）

（3）倍他米松（betamethasone）

2. 免疫增强剂

（1）转移因子（transfer factor）

（2）胸腺肽（thymosin）

（3）卡介菌多糖核酸（BCG-polysaccharide and nucleic acid preparation）

3. 免疫抑制剂

（1）沙利度胺（thalidomide）

（2）硫唑嘌呤（azathioprine）

（3）他克莫司（tacrolimus）

4. 抗微生物药

（1）阿昔洛韦（acyclovir）

（2）泛昔洛韦（famciclovir）

（3）氟康唑（fluconazole）

（4）两性霉素 B（amphotericin B）

（5）酮康唑（ketoconazole）

（6）甲硝唑（metronidazole）

（7）克林霉素（clindamycin）

5. 抗肿瘤药

（1）甲氨蝶呤（methotrexate）

（2）平阳霉素（bleomycin A5）

（3）环磷酰胺（cyclophosphamide）

（4）长春新碱（vincristine）

（5）阿霉素（adriamycin）

（三）中成药

1. 香菇多糖（lentinan）

2. 甘草素（glycyrrhizin）

Q：如何制订本病例的治疗方案？

（一）局部用药

1. 溶液　2%~4% 碳酸氢钠溶液，含漱，3 次 / 日；或复方氯己定含漱液，含漱，3 次 / 日；或复方硼砂溶液，1∶5 稀释后含漱，3 次 / 日。

2. 其他制剂　咪康唑颊含片，含服，50mg/ 次，1 次 / 日；或西吡氯铵含片，含服，2mg/ 次，3 次 / 日；或制霉菌素糊剂，涂敷患处，3 次 / 日。

（二）全身用药

1. 抗真菌药　氟康唑片，口服或含服，50~100mg/ 次，1 次 / 日，疗程 7~14 日；对氟康唑耐药者，可选伊曲康唑胶囊，饭后口服，100~200mg/ 次，1 次 / 日，疗程 7~14 日。

2. 为防止复发，维持治疗，可选用氟康唑片，口服，100mg/ 次，1 次 / 日；或酮康唑片，口服，200mg/ 次，1 次 / 日。

【讨论】

Q：HIV 的传染途径有哪些？

AIDS 患者、HIV 携带者是本病的传染源。

1. 性接触传播　是本病的主要传染途径。在我国性传播已成为主要传播途径，男性同性性传播上升速度明显。

2. 血液传播　接受含 HIV 的血液、血液制品（如凝血因子Ⅷ）、器官或组织移植物，或使用被 HIV 污染的注射器、针头及医疗器械，用含 HIV 的精液进行人工授精，均会发生 HIV 感染。

3. 母婴传播　包括经胎盘、产道或哺乳等方式传播。

Q：HIV 感染者中，真菌感染的口腔表现有哪些？

1. 口腔念珠菌病　在 HIV 感染者的口腔损害中最为常见，且常在疾病的早期就表现出来，是免疫抑制的早期征象。常表现为假膜型、红斑型口腔念珠菌病和口角炎，以假膜型最常见（图 7-3、图 7-4）。

2. 组织胞浆菌病　发生于舌、腭、颊部的慢性肉芽肿或较大的溃疡、坏死。

Q：HIV 感染者中，病毒感染的口腔表现有哪些？

1. 毛状白斑　其发生与 Epstein-Barr 病毒感染有关（图 7-5）。

2. 单纯疱疹。

3. 带状疱疹。

4. 巨细胞病毒感染。

5. 乳头状瘤、局灶性上皮增生　其发生与人类乳头状瘤病毒（HPV）感染有关。

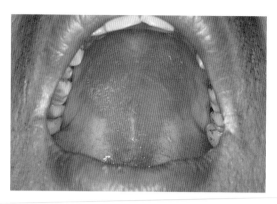

图 7-3　HIV 相关性口腔念珠菌病（腭部）
硬腭及软腭黏膜广泛充血发红，伴点状白色膜状物
（武汉大学口腔医学院供图）

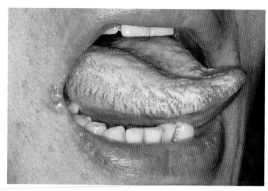

图 7-4　HIV 相关性口腔念珠菌病
右侧口角糜烂，舌背、舌缘广泛白色膜状物
（武汉大学口腔医学院供图）

Q：口腔白斑与毛状白斑鉴别要点有哪些？

1. 前者病因不明，后者为 Epstein-Barr 病毒感染。

2. 前者好发于颊部、软腭、口底、舌腹，后者好发于舌缘，常双侧发生。

3. 前者表现为斑块型、皱纸型、疣状及颗粒型白色斑块，后者为皱褶样毛状白色斑块。

4. 前者病理检查可伴有不同程度的上皮异常增生，后者无上皮异常增生。

Q：HIV 感染者中，口腔溃疡性损害有哪些？

复发性阿弗他溃疡。此外，可发生无明确原因的非特异性口腔溃疡，病损范围较大，不易愈合（图 7-6）。

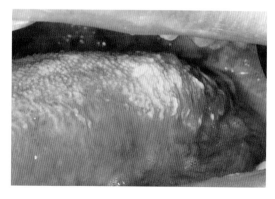

图 7-5　毛状白斑
左侧舌缘后方毛状白色斑块
（武汉大学口腔医学院供图）

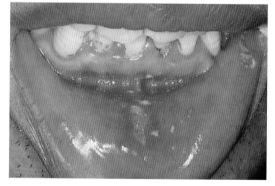

图 7-6　非特异性口腔溃疡
下唇溃疡面，表面凹陷，上覆假膜，周围
黏膜充血明显，伴有少许白色膜状物
（武汉大学口腔医学院供图）

【预防】

目前尚无临床有效的 HIV 疫苗,预防 HIV 感染应采取综合预防措施,开展宣传教育,实施控制艾滋病的全球战略。

1. 控制传染源　患者及无症状携带者应适当隔离,其血液、体液与分泌物应进行消毒;加强环境检疫及对高危人群的监测。

2. 切断传播途径

(1) 严格筛选供血人员,严格检查血液制品,推广使用一次性注射器。

(2) 严禁注射毒品,打击吸毒贩毒,减少各种针刺经皮传播的机会。

(3) 安全性行为,取缔娼妓,打击卖淫嫖娼,禁止性乱交。

(4) 焚毁或消毒处理患者所用物品。

3. 保护易感人群

(1) 艾滋病患者及 HIV 感染者,不提倡结婚与妊娠。

(2) 孕妇不要护理艾滋病患者。

(周　　刚)

参考文献

1. 汪正清. 医学微生物学. 北京:人民卫生出版社,2013

2. 周智. 传染病学. 南京:江苏科学技术出版社,2013

3. 周红梅,周刚,周威,等. 口腔黏膜病药物治疗精解. 北京:人民卫生出版社,2010

4. 中华医学会感染病学分会艾滋病学组. 艾滋病诊疗指南. 中华传染病杂志,2011,29(10):629-640

5. Johnson NW. The mouth in HIV/AIDS:markers of disease status and management challenges for the dental profession. Aust Dent J,2010,55(Suppl 1):85-102

6. Zhang X,Reichart PA,Song Y. Oral manifestations of HIV/AIDS in China:a review. Oral Maxillofac Surg,2009,13:63-68

第八章

性传播疾病的口腔表征

第一节　梅　　毒

【病例简介】

患者,男性,54 岁。

主诉: 下唇发红 1 个月余。

现病史: 1 个月余来,下唇出现红白色斑块,自觉疼痛不明显,未经治疗。

既往史: 丙型肝炎,有不洁性接触史,否认过敏史。

【临床检查】

下唇内侧黏膜可见一处椭圆形鲜红色斑块,后方可见白色光亮斑块,边界清楚,触痛不明显,质地较柔软(图 8-1),口内其余部位未见类似病损。双侧下颌下淋巴结肿大。外生殖器及皮肤未见病损。

实验室检查:梅毒血清学试验阳性,HIV 抗体阴性。

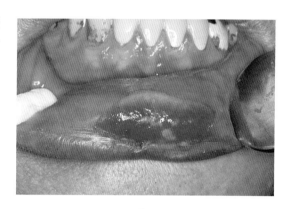

图 8-1　梅毒黏膜斑

下唇鲜红色斑块,后方白色光亮斑块,
表面较平滑,色泽光亮,边界清楚
(武汉大学口腔医学院供图)

【诊断】

Q:本病的诊断是什么?

梅毒(黏膜斑)。

Q:梅毒的诊断要点是什么?

根据详细而确切的病史、全身各系统的检查及实验室检查结果进行综合分析,慎重作出诊断。

1. 实验室检查

(1) 梅毒螺旋体检查:适用于早期梅毒皮肤黏膜损害,如硬下疳、黏膜斑等。

（2）梅毒血清学试验：为诊断梅毒必需的检查方法，对潜伏梅毒血清学诊断尤为重要。

（3）脑脊液检查：用于诊断神经梅毒。

2. 梅毒的诊断依据　梅毒的诊断依据见表 8-1。

表 8-1　梅毒的诊断依据

诊断依据	一期梅毒	二期梅毒	三期梅毒
病史	有不洁性交史；潜伏期 3 周左右	有不洁性交史或下疳史，病程 2 年以内	2 年前有一期或二期梅毒感染史
临床表现	外生殖器单个无痛性硬下疳	多种皮疹伴全身淋巴结肿大和早期流感症状	结节性梅毒疹、树胶肿，心血管系统受累，梅毒性脑膜炎、脊髓痨和麻痹性痴呆多见
实验室检查	梅毒血清试验早期阴性，后期阳性	梅毒血清试验强阳性	①梅毒螺旋体抗原血清试验大多阳性，亦可阴性。梅毒螺旋体抗原血清试验阳性。②组织病理检查，以肉芽肿样损害为主。③神经梅毒脑脊液中淋巴细胞≥10×10^6/L，蛋白量 >50mg/dl，VDRL 试验阳性

Q：本病例如何与白斑相鉴别？

梅毒黏膜斑与白斑鉴别要点：

1. 前者常有不洁性交史，后者无。

2. 前者有皮肤和黏膜的临床表现，后者无皮肤病损。

3. 前者梅毒血清学检查阳性，后者阴性。

4. 前者抗生素治疗效果好，后者无效。

5. 前者病理检查为非特异性炎症，后者可伴上皮异常增生。

【治疗】

Q：梅毒的治疗原则是什么？

1. 诊断正确，治疗及时，剂量足够，疗程正规，治疗后要定期追踪观察。

2. 对早期梅毒要彻底治愈以消灭传染源，对晚期梅毒则要求控制症状，保护器官功能。

Q：治疗梅毒口腔表征的常用药物有哪些？

（一）局部用药

1. 溶液剂

（1）复方硼砂溶液（compound borax solution）

（2）复方氯己定含漱液（compound chlorhexidine solution）

（3）聚维酮碘含漱液（povidone iodine solution）

（4）依沙吖啶溶液（ethacridine solution）

2. 糊剂

（1）金霉素甘油糊剂（aureomycin glycerine paste）

（2）四环素甘油糊剂（tetracycline glycerine paste）

（二）全身用药

由皮肤性病专科医师进行正规的全身抗梅毒治疗。

Q：如何制订本病例的治疗方案？

1. 全身用药　由皮肤性病专科医师进行正规的全身抗梅毒治疗。

2. 局部用药　可选用消炎防腐制剂，0.12%~0.2% 氯己定溶液，湿敷或含漱，每天 3 次；或复方硼砂溶液，1：5 稀释，湿敷或含漱，每天 3 次；或 1% 聚维酮碘溶液，湿敷或含漱，每天 3 次。

复诊：

原下唇内侧黏膜红白色斑块消失（图 8-2）。

梅毒血清学试验阴性。

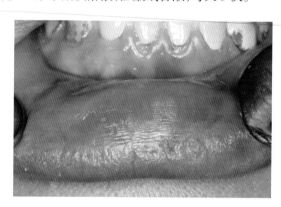

图 8-2　梅毒黏膜斑治疗后
下唇红白色斑块消退
（武汉大学口腔医学院供图）

【讨论】

Q：梅毒的病因是什么？

梅毒是由梅毒螺旋体（treponema pallidum）引起的一种慢性性传播疾病，梅毒螺旋体可侵犯人体几乎所有器官，因此梅毒的临床表现复杂多样。

Q：一期梅毒的临床特征和口腔表征是什么？

主要表现为硬下疳和淋巴结肿大。

硬下疳：是梅毒螺旋体在侵入部位引起的无痛性炎症反应。

硬下疳的好发部位主要在外生殖器。初起为小片红斑，以后发展为丘疹或结节，表面发生坏死，形成圆形或椭圆形的单个无痛性溃疡，直径约 0.3~3cm，边界清楚，周边微隆起，基底平坦，呈肉红色，触之有软骨样硬度，表面有浆液性分泌物，内含大量梅毒螺旋体，传染性极强。

口腔主要表现为：唇部和舌部下疳，伴周围淋巴结肿大。

Q：二期梅毒的临床特征和口腔表征是什么？

皮肤损害为二期梅毒的主要表现，梅毒疹常泛发对称，皮损和分泌物中含有大量的梅毒螺旋体，传染性强。

黏膜损害常见于口腔、咽、喉、生殖器黏膜，表现为黏膜炎和黏膜斑。

1. 梅毒性黏膜炎　黏膜充血、弥漫性潮红，可有糜烂。

2. 梅毒黏膜斑　是二期梅毒最常见的口腔损害。可发生在口腔黏膜的任何部位，以舌最多见，损害呈灰白色、光亮而微隆的斑块，圆形或椭圆形，边界清楚。一般无自觉症状。黏膜斑常为多个。

Q:三期梅毒的临床特征和口腔表征是什么?

三期梅毒的特点为:损害发生时间晚,病程长;症状复杂;组织破坏性大。损害内梅毒螺旋体少,传染性弱或无传染性。梅毒血清实验阳性率低。

三期梅毒的皮肤损害主要为结节性梅毒疹和树胶肿。

三期梅毒的口腔黏膜损害主要有:

1. 树胶肿　主要发生在硬腭,其次为舌、唇、软腭。腭树胶肿初起时黏膜表面有结节,以后结节逐渐肿大、中心软化、破溃,形成溃疡,可造成组织破坏及缺损。

2. 梅毒性舌炎　舌背出现舌乳头消失区,损害区光滑发红,表现为萎缩性舌炎。舌部有时呈分叶状,表现为间质性舌炎。

3. 白斑　容易恶变。

Q:先天性梅毒的临床特征是什么?

标志性损害有哈钦森牙(Hutchinson teeth)和桑葚牙(mulberry molars)。

Q:什么是哈钦森三联症?

哈钦森牙、神经性耳聋和间质性角膜炎,合称哈钦森三联症(Hutchinson's triad)。

【预后】

1. 早期梅毒经过及时规律的治疗,下疳可达到根治。二期梅毒疹虽经充分治疗,皮疹消失,无功能性障碍,但有一部分患者血清不能转阴,持续阳性,虽不具有传染性,但仍有复发的可能,复发时即有传染性,故复发时应加倍药物剂量治疗。

2. 晚期皮肤黏膜、骨、关节梅毒,经充分治疗能够痊愈,但易形成瘢痕,功能障碍有的能得到恢复,有的损害如上颚穿孔等则不能恢复,有部分患者血清学不能转阴,但可防止发生心血管和神经损害。

【预防】

1. 避免不洁性行为,若有了可疑梅毒接触史,应及时作梅毒血清学试验,以便早期发现,及时治疗。

2. 对疑患有梅毒的孕妇,先给予一个疗程预防性治疗,防止将梅毒传染给胎儿。

3. 对已接受治疗的患者,应定期观察。追踪观察患者的性伴侣,并进行必要的治疗。

第二节　淋　病

【病例简介】

患者,男性,38 岁。

主诉:口腔溃疡 1 周余。

现病史:1 周余来,口腔出现溃疡,疼痛妨碍进食,伴有尿急、尿频,在他院治疗未愈。

既往史:否认系统性疾病及药物过敏史,有不洁性接触史。

【临床检查】

左颊黏膜可见充血糜烂,表面覆有黄色假膜,假膜可擦去,呈现出血性创面。尿道口充血、肿胀,分泌物黏稠(图 8-3)。

实验室检查:①直接涂片:取尿道分泌物涂片,革兰染色,镜下可见大量多形核白细胞,细胞内可见革兰阴性双球菌;②细菌培养:可见典型菌落,氧化酶试验阳性。镜检可见到革兰阴性双球菌。

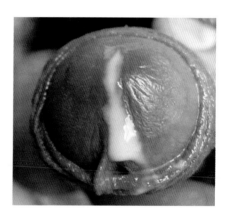

图 8-3　淋病
尿道口红肿,有黄色脓液溢出
(武汉大学口腔医学院供图)

【诊断】

Q:本病的诊断是什么?

淋病。

Q:淋病的诊断要点是什么?

1. 不洁性接触史。

2. 泌尿生殖系统的临床表现。

3. 通过直接涂片、细菌培养可见革兰阴性双球菌。

Q:淋菌性口炎与球菌性口炎的鉴别要点有哪些?

1. 前者主要发生于健康的中青年,后者多见于体弱和抵抗力低下患者。

2. 前者伴有泌尿生殖系统的表现,后者可有全身感染症状。

3. 前者细菌培养有淋病奈瑟菌,后者细菌培养有几种球菌。

【治疗】

Q:淋病的治疗要点是什么?

1. 早期诊断,及时治疗。用药要规范,药物剂量要足够。

2. 注意有无其他性病及支原体、衣原体感染等。

Q:治疗淋病口腔表征的药物有哪些?

(一) 局部用药

1. 溶液剂

(1) 复方硼砂溶液(compound borax solution)

(2) 复方氯己定含漱液(compound chlorhexidine solution)

(3) 聚维酮碘含漱液(povidone iodine solution)

(4) 依沙吖啶溶液(ethacridine solution)

(5) 过氧化氢溶液(hydrogen peroxide solution)

2. 糊剂

(1) 曲安奈德口腔软膏(triamcinolone acetonide dental paste)

(2) 氨来呫诺糊剂(amlexanox paste)

(3) 金霉素甘油糊剂(aureomycin glycerine paste)

(4) 四环素甘油糊剂(tetracycline glycerine paste)

3. 凝胶

(1) 重组人表皮生长因子凝胶(recombinant human epidermal growth factor hydrogel)

(2) 重组牛碱性成纤维细胞因子凝胶(recombinant bovine basic fibroblast growth factor gel)

(3) 复方苯佐卡因凝胶(compound benzocaine gel)

4. 口含片

(1) 西地碘含片(cydiodine buccal tablets)

(2) 西吡氯铵含片(cetylpyridinium chloride buccal tablets)

(3) 氯己定含片(chlorhexidine buccal tablets)

(4) 溶菌酶含片(lysozyme buccal tablets)

(二) 全身用药

由皮肤性病专科医师进行正规的全身抗淋病奈瑟菌治疗。

Q:如何制订本病的治疗方案?

(一) 局部用药

1. 消炎防腐制剂　0.12%~0.2% 氯己定溶液,含漱,3 次 / 日;或 0.02% 呋喃西林溶液,含漱,3 次 / 日。

2. 糖皮质激素制剂　0.1% 曲安奈德口腔软膏,涂敷患处,3 次 / 日;或金霉素倍他米松糊剂,涂敷患处,3 次 / 日。

3. 生物制剂　重组人表皮生长因子凝胶或重组牛碱性成纤维细胞生长因子凝胶,涂敷患处,3 次 / 日。

（二）全身用药

由皮肤性病专科医师进行正规的全身抗淋病奈瑟菌治疗。

【讨论】

Q:淋病的病因是什么?

淋病(gonorrhea)是由淋病奈瑟菌(简称淋球菌)所致的泌尿生殖系统感染,其潜伏期短,传染性强。

人是淋病奈瑟菌的唯一自然宿主,淋病奈瑟菌主要侵犯黏膜。淋病主要通过性接触传播。

Q:淋病的愈合标准是什么?

治疗结束后 2 周内,在无性接触史的情况下症状体征全部消失。在治疗结束后 4~7 天内,淋病奈瑟菌涂片和培养阴性。

【预防】

1. 避免不洁性行为。

2. 家庭中有淋病患者应分居,注意隔离和消毒。家中有婴幼儿应特别注意保护其眼睛。

3. 追踪观察患者的性伴侣,并进行必要的治疗。

第三节　尖锐湿疣

【病例简介】

患者,男性,35 岁。

主诉:口底肿物 3 个月。

现病史:口底长一个肿物 3 个月,活动,无疼痛不适,未经治疗,现来我院就诊。

既往史:否认系统性疾病及药物过敏史,有不洁性接触史。

【临床检查】

口底舌系带处可见不规则形赘生物,表面呈菜花状增生,有蒂,呈粉红色,质地柔软,无触痛(图8-4)。外生殖器及肛门附近皮肤黏膜未见明显异常。

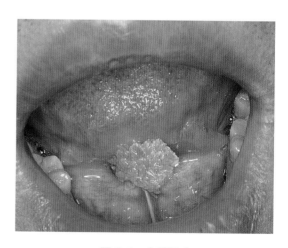

图 8-4　尖锐湿疣

口底舌系带处可见赘生物,表面呈菜花状增生,有蒂,粉红色

(武汉大学口腔医学院供图)

【诊断】

Q:本病的诊断是什么?

尖锐湿疣。

Q:尖锐湿疣的诊断要点是什么?

1. 有不洁性接触史。

2. 临床表现。

3. 醋酸白试验阳性。

4. 组织病理学检查发现具有 HPV 感染的特征性空泡细胞。

Q:本病如何与乳头状增生相鉴别?

1. 前者常有不洁性交史,后者无。

2. 前者可发生在口腔各部位,后者多见于腭部和义齿边缘的前庭沟内。

3. 前者可伴有外生殖器及肛门附近皮肤黏膜的表现,后者无皮肤病损。

4. 前者病理检查具有空泡细胞,后者为炎性乳头状突起。

【治疗】

Q:尖锐湿疣的治疗要点是什么?

1. 目前还没有根除 HPV 感染的方法,治疗主要以去除外生性疣为主,可用激光、冷冻、微波和手术切除等方法。

2. 全身用药为辅,广谱抗病毒治疗,提高免疫力。

Q:治疗尖锐湿疣的常用药物有哪些?

(一)局部用药

溶液剂:

1. 复方硼砂溶液(compound borax solution)

2. 复方氯己定含漱液(compound chlorhexidine solution)

3. 聚维酮碘含漱液(povidone iodine solution)

4. 依沙吖啶溶液(ethacridine solution)

(二)全身用药

1. 免疫增强剂

(1)转移因子(transfer factor)

(2)胸腺肽(thymosin)

2. 抗病毒药

(1)干扰素(interferon)

（2）聚肌苷酸 - 聚胞苷酸（polyinosinic acid-polycytidylic acid）

（3）阿昔洛韦（acyclovir）

（4）更昔洛韦（ganciclovir）

Q：如何制订本病的治疗方案？

1. 局部用药　消炎防腐制剂：0.12%~0.2% 氯己定溶液，含漱，3 次 / 日；或复方硼砂溶液，1∶5 稀释，含漱，3 次 / 日。

2. 全身用药　患者无明显不适，无需全身用药。

3. 建议外科治疗。

【讨论】

Q：尖锐湿疣的病因是什么？

尖锐湿疣是由人乳头瘤病毒（human papillomavirus，HPV）所致的皮肤黏膜良性赘生物。主要感染上皮，人是唯一自然宿主。主要通过性接触传染，少数通过间接接触传染。HPV 主要侵犯人的皮肤和黏膜，导致不同程度的增生性病变。

Q：尖锐湿疣的临床特征及口腔表现是什么？

好发部位：在外生殖器及肛门周围的皮肤黏膜湿润区。

尖锐湿疣初起时，为单个或多个散在的淡红色的丘疹，顶端稍尖，质地柔软，逐渐增大增多，表面凹凸不平，呈乳头状、菜花状、鸡冠状等。根部多有蒂。

口腔尖锐湿疣多由口交感染引起，表现为单个或多个结节，有蒂或无蒂，可逐渐增大或融合，形成菜花状、乳头状赘生物，颜色呈肉色或苍白色。

【预后】

该病易复发，患者术前需做一定心理准备。

【预防】

1. 避免不洁性行为。

2. 提倡不用公用毛巾、浴巾，不在公用的浴缸中沐浴。

3. 追踪观察患者的性伴侣，并进行必要的治疗。

（周　刚）

参考文献

1. 汪正清 . 医学微生物学 . 北京：人民卫生出版社，2013

2. 周红梅，周刚，周威，等 . 口腔黏膜病药物治疗精解 . 北京：人民卫生出版社，2010

3. 李秉琦 . 实用口腔黏膜病学 . 北京：科学技术文献出版社，2010

4. Ficarra G, Carlos R. Syphilis: the renaissance of an old disease with oral implications. Head Neck Pathol, 2009, 3 (3): 195-206

5. Greenberg MS, Glick M. Burket's Oral medicine: diagnosis and treatment.11th ed.Hamilton, Ont.: B.C.Decker Inc, 2008

6. Scully C. Oral and Maxillofacial Medicine: The Basis of Diagnosis and Treatment. 3rd ed. Churchill Livingstone, 2013

第九章
系统疾病的口腔表征

第一节　缺铁性贫血

【病例简介】

患者，女性，45 岁。

主诉：舌头疼痛 3 个月。

现病史：3 个月来，舌头反复性疼痛，伴口干、异物感，偶有头晕、乏力，经消炎治疗后未能缓解。

既往史：月经过多、腹泻史。

【临床检查】

舌背舌乳头萎缩光滑，色苍白伴散在点状或片状充血发红（图 9-1、图 9-2），触诊疼痛明显，双颊黏膜颜色苍白伴散在充血区，全口唾液较少。

面部皮肤略显苍白，毛发干燥发黄。

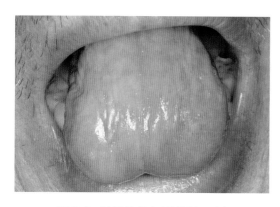

图 9-1　缺铁性贫血（萎缩性舌炎）
舌背舌乳头萎缩光滑，伴散在充血发红
（武汉大学口腔医学院供图）

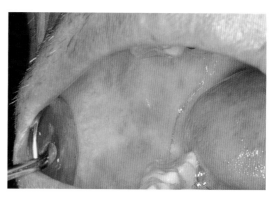

图 9-2　缺铁性贫血（萎缩性舌炎）
右颊黏膜苍白伴散在充血发红
（武汉大学口腔医学院供图）

实验室检查：

1. 血常规检查　低血色素型小细胞贫血。

2. 血清含铁量降低，低于 500μg/L，总铁结合力大于 4500μg/L。

【诊断】

Q：本病的诊断是什么？

缺铁性贫血（萎缩性舌炎）。

Q：缺铁性贫血的诊断要点是什么？

根据病史、临床特征、典型的小细胞低色素性贫血形态学改变及缺铁指标的检查结果可作出诊断。

【治疗】

Q：缺铁性贫血的治疗原则是什么？

1. 全身病因治疗，补铁治疗。

2. 口腔损害对症治疗。

Q：治疗缺铁性贫血的口腔表现的常用药物有哪些？

（一）局部用药

1. 溶液剂

（1）碳酸氢钠溶液（sodium bicarbonate solution）

（2）复方氯己定含漱液（compound chlorhexidine solution）

（3）复方硼砂溶液（compound borax solution）

（4）聚维酮碘含漱液（povidone iodine solution）

2. 糊剂

（1）曲安奈德口腔软膏（triamcinolone acetonide dental paste）

（2）氨来呫诺糊剂（amlexanox paste）

（3）金霉素倍他米松糊剂（chlortetracycline betamethasone paste）

（4）两性霉素 B 糊剂（amphotericin B paste）

（5）制霉菌素糊剂（nystatin paste）

（6）达克罗宁糊剂（dyclonine paste）

3. 凝胶

（1）重组人表皮生长因子凝胶（recombinant human epidermal growth factor hydrogel）

（2）重组牛碱性成纤维细胞因子凝胶（recombinant bovine basic fibroblast growth factor gel）

（3）复方苯佐卡因凝胶（compound benzocaine gel）

（4）复方甘菊利多卡因凝胶（compound chamomile and lidocaine hydrochloride gel）

（5）口干凝胶（dry mouth gel）

4. 喷雾剂

（1）重组人表皮生长因子喷雾剂（recombinant human epidermal growth factor spray）

（2）口腔炎喷雾剂（stomatitis spray）

5. 其他

（1）人工唾液（artificial saliva）

（2）达克罗宁混悬液（dyclonine suspension）

（二）全身用药

1. 维生素及微量元素

（1）硫酸亚铁片（ferrous Sulfate Tablets）

（2）复合维生素 B（vitamin B complex）

（3）维生素 A（vitamin A）

（4）维生素 C（vitamin C）

2. 中成药

（1）健脾生血颗粒

（2）芦笋胶囊

Q:如何制订本病的治疗方案?

（一）局部用药

1. 消炎防腐制剂　复方氯己定溶液,含漱,3 次 / 日;或复方硼砂溶液,含漱,3 次 / 日;或 2%~4% 碳酸氢钠溶液,含漱,3 次 / 日。

2. 凝胶　伴口干者可选用口干凝胶,涂敷,3 次 / 日;或人工唾液,含服,3~5 次 / 日。伴舌痛者可选用复方苯佐卡因凝胶,涂敷患处,3 次 / 日;或复方利多卡因凝胶,涂敷患处,3 次 / 日。

（二）全身用药

由血液病专科医师进行正规的全身抗贫血治疗。如硫酸亚铁片,口服,300mg/ 次,3 次 / 日,同时服用维生素 C 100mg/ 次,3 次 / 日;也可服用铁剂的同时补充维生素 A 或复合维生素 B。

【讨论】

Q:什么是普文综合征?

普文综合征（Plummer-Vinson syndrome）,又称 Patterson-Kelly syndrome,或缺铁吞咽困难综合征,以缺铁性贫血、吞咽困难和舌炎为主要表现。好发于中年女性,病因不明,铁缺乏是最主要病因。其临床表现和血象检查与缺铁性贫血相似;X 线或上消化道内镜检查可见咽下部、食管上部有蹼状黏膜赘片;局部组织活检显示食管黏膜萎缩,伴上皮异常增生或不同程度的黏膜下慢性炎症。该病属于癌前状态,易发生上消化道鳞状细胞癌,应定期复查。

Q:缺铁性贫血的临床特征是什么?

1. 一般表征 皮肤黏膜苍白,毛发干枯、脱落,指甲扁平、脆薄、乏力、易倦、头晕、心悸、烦躁、易怒、注意力不集中,易食癖。

2. 口腔表征 口腔黏膜苍白,唇、舌、牙龈尤甚;黏膜上皮变薄,常有异物感、口干、灼痛等;舌背丝状乳头和菌状乳头消失呈萎缩性舌炎,可伴口角炎或口炎。

【预后】

该病预后一般良好,取决于能否彻底治疗原发病。

【预防】

1. 均衡饮食,纠正偏食。
2. 孕期、哺乳期妇女注意补充铁剂。
3. 积极治疗各种慢性出血性疾病及肿瘤性疾病。

第二节 巨幼细胞贫血

【病例简介】

患者,男性,62 岁。
主诉:舌疼痛 1 年余。
现病史:1 年来,舌头发红疼痛,进食时加重,伴味觉减退,经他院治疗效果不佳,今来我院就诊。
既往史:胃肠病史。

【临床检查】

舌背丝状乳头及菌状乳头明显萎缩,光滑,伴广泛充血发红,双侧口角湿白糜烂(图 9-3)。
实验室检查:

1. 周围血象 大卵圆形红细胞增多和中性粒细胞核分叶过多。

2. 血常规检查 平均红细胞体积增大。

3. 血清维生素 B_{12}、血清及红细胞叶酸均降低。

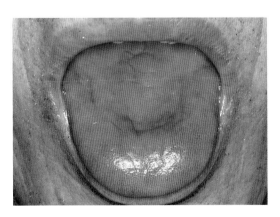

【诊断】

Q:本病的诊断是什么?
巨幼细胞贫血(萎缩性舌炎)。

图 9-3 巨幼细胞贫血(萎缩性舌炎)
舌背舌乳头萎缩,伴黏膜充血发红
(武汉大学口腔医学院供图)

Q:巨幼细胞贫血的诊断要点是什么?

根据病史(营养史及特殊用药史)、临床表现(舌炎、舌痛症状)、结合骨髓象(典型的巨幼红细胞生成和特征性血象(大红细胞增多,中性粒细胞呈多分叶),血清维生素 B_{12} 低于 73nmol/L,血清叶酸浓度低于 6.8nmol/L 可作出诊断。

【治疗】

Q:巨幼细胞贫血的治疗原则是什么?

1. 全身进行病因治疗,补充维生素 B_{12}、叶酸。

2. 口腔损害对症治疗。

Q:治疗巨幼细胞贫血的口腔表现的常用药物有哪些?

(一) 局部用药

1. 溶液剂

(1) 碳酸氢钠溶液(sodium bicarbonate solution)

(2) 复方氯己定含漱液(compound chlorhexidine solution)

(3) 复方硼砂溶液(compound borax solution)

(4) 聚维酮碘含漱液(povidone iodine solution)

2. 糊剂

(1) 曲安奈德口腔软膏(triamcinolone acetonide dental paste)

(2) 氨来呫诺糊剂(amlexanox paste)

(3) 金霉素倍他米松糊剂(chlortetracycline betamethasone paste)

(4) 两性霉素 B 糊剂(amphotericin B paste)

(5) 制霉菌素糊剂(nystatin paste)

(6) 达克罗宁糊剂(dyclonine paste)

3. 凝胶

(1) 重组人表皮生长因子凝胶(recombinant human epidermal growth factor hydrogel)

(2) 重组牛碱性成纤维细胞因子凝胶(recombinant bovine basic fibroblast growth factor gel)

(3) 复方苯佐卡因凝胶(compound benzocaine gel)

(4) 复方甘菊利多卡因凝胶(compound chamomile and lidocaine hydrochloride gel)

(5) 口干凝胶(dry mouth gel)

4. 喷雾剂

(1) 重组人表皮生长因子喷雾剂(recombinant human epidermal growth factor spray)

(2) 口腔炎喷雾剂(stomatitis spray)

5. 含片

(1) 溶菌酶含片(lysozyme buccal tablet)

(2) 地喹氯铵含片(dequalinium chloride buccal tablet)

（3）西吡氯铵含片（cetylpyridinium chloride buccal tablets）

6. 乳膏　曲安奈德益康唑乳膏（triamcinolone acetonide and econazole nitrate cream）。

（二）全身用药

1. 维生素及微量元素

（1）维生素 B_{12}（vitamin B_{12}）

（2）叶酸（folic acid）

（3）维生素 C（vitamin C）

2. 抗真菌药

（1）氟康唑（fluconazole）

（2）两性霉素 B（amphotericin B）

3. 免疫增强剂

（1）干扰素（interferon）

（2）胸腺肽（thymosin）

（3）转移因子（transfer factor）

Q:如何制订本病的治疗方案?

（一）局部用药

1. 萎缩性舌炎

（1）消毒防腐制剂:复方氯己定溶液,含漱,10ml/ 次,3 次 / 日;或复方硼砂溶液,含漱,10ml/ 次,3 次 / 日;或 2%~4% 碳酸氢钠溶液,含漱,10ml/ 次,3 次 / 日。

（2）伴口干者:口干凝胶,涂敷,适量 / 次,3 次 / 日;或人工唾液,含服,3 次 / 日。

（3）伴舌痛者:复方苯佐卡因凝胶,涂敷患处,0.1g/ 次,3 次 / 日;或复方利多卡因凝胶,涂敷患处,0.1g/ 次,3 次 / 日。

2. 口角炎

（1）消毒防腐制剂:复方氯己定溶液,湿敷,适量 / 次,3 次 / 日。

（2）渗出不多无结痂者,红霉素眼膏,涂覆患处。

（3）口角糜烂伴真菌感染者,曲安奈德益康唑乳膏,涂覆患处,适量 / 次,3 次 / 日。

（二）全身用药

应由血液病专科医师进行正规的抗贫血治疗。

1. 叶酸缺乏者　口服叶酸,5~10mg/ 次,3 次 / 日,直到贫血症状消失,同时服用维生素 C,100mg/ 次,3 次 / 日。

2. 维生素 B_{12} 缺乏者　肌注,0.5mg/ 次,2 次 / 周,连续 2~3 周至症状消失,无维生素 B_{12} 吸收障碍者,口服片剂,0.5mg/ 次,1 次 / 日;如有神经系统症状,治疗维持 6 个月 ~1 年。恶性贫血患者终身维持治疗。

【讨论】

Q:巨幼细胞性贫血的病因是什么?

主要是叶酸缺乏和维生素 B_{12} 缺乏。叶酸缺乏多见于妊娠妇女和儿童,原因有摄入量不足、需求增加、吸收不良、利用障碍。维生素 B_{12} 缺乏常见的原因是吸收障碍、内因子缺乏、胃酸、胃蛋白酶等缺乏,造成机体对维生素 B_{12} 吸收不良。

Q:巨幼细胞贫血的临床特征是什么?

1. 一般表征　皮肤黏膜苍白,具有消化道症状,维生素 B_{12} 缺乏患者常伴有末梢神经炎症状,手足麻木、乏力、感觉障碍、共济失调、行走困难等。

2. 口腔表征　舌部广泛充血发红、全舌舌乳头萎缩、舌面光滑如镜、舌质红,似牛肉舌,可伴味觉迟钝或丧失、舌裂纹,口腔其他黏膜局部发红、糜烂。

Q:什么是莫勒 - 亨特舌炎?

因内因子缺乏所致的维生素 B_{12} 吸收障碍而引起的萎缩性舌炎,称为莫勒 - 亨特舌炎(Moeller-Hunter glossitis)。

【预后】

1. 一般预后良好。

2. 恶性贫血患者需终身维持治疗。

3. 维生素 B_{12} 缺乏合并神经系统症状者常不能完全恢复。

【预防】

1. 均衡饮食,纠正偏食及不良烹饪习惯。

2. 婴幼儿及时添加辅食,儿童、青少年、孕期、哺乳期妇女多食蔬菜,注意补充维生素 B_{12} 和叶酸。

3. 积极治疗各种慢性出血性疾病、肿瘤性疾病、骨髓增生性疾病。

第三节　白　血　病

【病例简介】

患者,女性,56 岁

主诉:口腔溃疡反复发作 1 年余。

现病史:1 年来,口腔溃疡反复发作,不易愈合,时有牙龈自发性出血。

既往史:曾于外院骨髓穿刺诊断为慢性中性粒细胞减少性白血病,历时 5 年,治疗无中断。

【临床检查】

上颌腭侧牙龈及硬软腭充血发红,伴瘀点瘀斑,左侧后份可见一处圆形溃疡,直径约 1mm,覆白色假膜,周围红晕带明显。舌背及舌缘散在分布紫红色瘀点(图 9-4、图 9-5)。

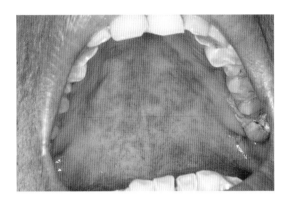

图 9-4　白血病(腭部)

硬腭大面积充血发红,后份可见一个圆形溃疡

(武汉大学口腔医学院供图)

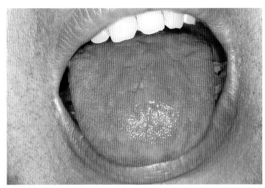

图 9-5　白血病(舌部)

舌背及舌缘散在分布紫红色瘀点

(武汉大学口腔医学院供图)

【诊断】

Q:本病的诊断是什么?

白血病。

Q:白血病的诊断要点是什么?

根据临床表现和典型的血象、骨髓象可作出诊断。

【治疗】

Q:白血病的治疗原则是什么?

1. 全身联合化疗。

2. 对症支持治疗。

3. 骨髓移植。

Q:治疗白血病的口腔表现的常用药物有哪些?

1. 溶液剂

(1) 过氧化氢溶液(hydrogen peroxide solution)

(2) 复方氯己定含漱液(compound chlorhexidine solution)

(3) 复方硼砂溶液(compound borax solution)

（4）聚维酮碘含漱液（povidone iodine solution）

2. 糊剂

（1）曲安奈德口腔软膏（triamcinolone acetonide dental paste）

（2）金霉素倍他米松糊剂（chlortetracycline betamethasone paste）

（3）达克罗宁糊剂（dyclonine paste）

3. 促凝血药

（1）凝血酶（thrombin）

（2）吸收性明胶海绵（absorbable gelatin sponge）

Q：如何制订本病的治疗方案？

（一）局部治疗

1. 牙龈出血　以保守治疗为主，可采用局部或全身应用止血药等方法。

去除明显刺激物，保持口腔卫生，防止继发感染，可用 1%~3% 过氧化氢溶液，含漱，3 次 / 日；出血明显者，用牙周塞治剂、明胶海绵压迫止血；也可用肾上腺素、凝血酶、云南白药，或注射维生素 K_1、维生素 K_3 等，出血严重者可缝合。

2. 口腔黏膜瘀点、瘀斑、血疱　可用复方氯己定含漱液，含漱，3 次 / 日。

（二）全身治疗

由血液病专科医师进行正规的治疗。

【讨论】

Q：白血病的临床特征是什么？

1. 一般表征

（1）急性白血病：贫血呈进行性发展，半数以发热为早期表现，40% 以出血为早期表现。白血病细胞增殖浸润，会导致全身淋巴结和肝、脾大，全身各器官病变。

（2）慢性白血病：常有低热、多汗、体重减轻、贫血、出血、肝脾大等特征。

2. 口腔表征

（1）牙龈为最易受累部位，以急性型更为明显，常表现为牙龈明显增生肿大，表面光亮，病变波及边缘龈、牙间乳头和附着龈，还可出现牙龈坏死、牙周炎、牙齿松动，可伴自发性出血。

（2）口腔黏膜出现瘀点、瘀斑或血肿，可有不规则的浅表溃疡，常不易愈合。

【预后】

本病预后较差，可因严重贫血、出血、感染而死亡。

【预防】

1. 尽量避免使用保泰松、氯霉素、马法兰、环磷酰胺、乙双吗啉等药物。

2. 避免接触苯、甲醛及其衍生物，如使用含超标苯、甲醛浓度的家庭装修材料、农药、汽油、油漆等。

3. 尽可能避免接触放射线,包括频繁的 X 线诊断和放射治疗,远离电磁场。

4. 增强体质,合理膳食,防止病毒感染。

第四节　血小板减少性紫癜

【病例简介】

患者,女性,61 岁。

主诉:口腔血疱 2 天。

现病史:2 天前口腔内出现数个血疱,无明显的急食史及其他创伤史,自述近 1 年来常有牙龈出血,刷牙及进食较硬食物时出血加重。

既往史:胃炎。

【临床检查】

左颊后份较大不规则形血疱,呈黑紫色,伴渗血,质地柔软。舌背及上唇唇红可见数十个大小不一的血疱。硬腭颜色苍白,可见瘀点、瘀斑。全口牙龈水肿,颜色苍白,伴渗血。手背、手腕皮肤可见多处瘀点,压之不褪色(图 9-6~图 9-10)。

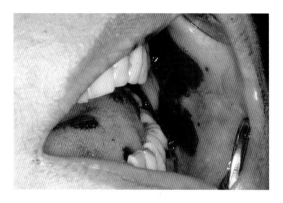

图 9-6　血小板减少性紫癜
左颊、舌背不规则形血疱,伴渗血
(武汉大学口腔医学院供图)

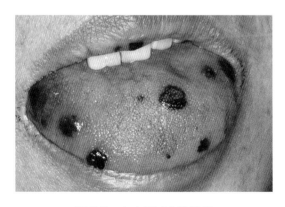

图 9-7　血小板减少性紫癜
上唇及舌背散在多个血疱
(武汉大学口腔医学院供图)

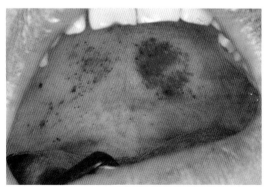

图 9-8　血小板减少性紫癜
硬腭瘀点、瘀斑
(武汉大学口腔医学院供图)

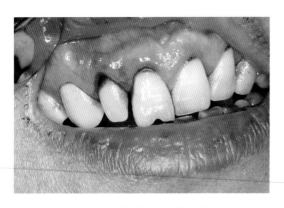

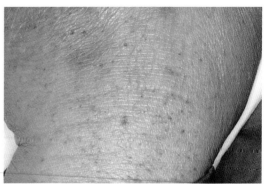

图 9-9　血小板减少性紫癜
牙龈水肿,伴渗血
(武汉大学口腔医学院供图)

图 9-10　血小板减少性紫癜
手背、手腕皮肤多处瘀点
(武汉大学口腔医学院供图)

实验室检查:

1. 血常规检查示血小板减少。

2. 骨髓象示巨核细胞发育成熟障碍。

【诊断】

Q:本病的诊断是什么?

血小板减少性紫癜。

Q:血小板减少性紫癜的诊断要点是什么?

根据病史、临床特点及血象检查可作出诊断。

【治疗】

Q:血小板减少性紫癜的治疗原则是什么?

1. 糖皮质激素为治疗首选。

2. 口腔损害对症保守治疗。

Q:治疗血小板减少性紫癜的口腔表现的常用药物有哪些?

(一) 局部用药

1. 溶液剂

(1) 过氧化氢溶液(hydrogen peroxide solution)

(2) 复方氯己定含漱液(compound chlorhexidine solution)

(3) 复方硼砂溶液(compound borax solution)

(4) 聚维酮碘含漱液(povidone iodine solution)

2. 糊剂

（1）曲安奈德口腔软膏（triamcinolone acetonide dental paste）

（2）金霉素倍他米松糊剂（chlortetracycline betamethasone paste）

（3）达克罗宁糊剂（dyclonine paste）

3. 促凝血药

（1）凝血酶（thrombin）

（2）吸收性明胶海绵（absorbable gelatin sponge）

（二）全身用药

由血液病专科医师进行正规的全身治疗。

Q:如何制订本病的治疗方案?

（一）局部治疗

1. 牙龈出血　以保守治疗为主,可采用局部或全身应用止血药等方法。

去除明显刺激物,保持口腔卫生,防止继发感染,可用1%~3%过氧化氢溶液,含漱,3次/日;出血明显者,用牙周塞治剂、明胶海绵压迫止血,也可用肾上腺素、凝血酶、云南白药等,或注射维生素 K_1、维生素 K_3 等,出血严重者可缝合。

2. 口腔黏膜瘀点、瘀斑、血疱　可用复方氯己定含漱液,含漱,3次/日。

（二）全身治疗

由血液病专科医师进行正规的全身治疗。

【讨论】

Q:血小板减少性紫癜的病因是什么?

血小板减少性紫癜是指外周血血小板减少,引起自发性皮肤瘀点或瘀斑、黏膜和内脏出血,可分为特发性和继发性。特发性血小板减少性紫癜病因不明,多认为和免疫因素有关。继发性血小板减少性紫癜与骨髓疾病或严重感染、放射线、药物等因素导致的血小板生成障碍和血小板数量减少有关。

Q:血小板减少性紫癜的临床特征有哪些?

1. 一般表征　急性型多发生于儿童,慢性型主要发生于成人,较多见,表现为全身皮肤瘀点、紫癜、瘀斑或血肿、鼻出血、月经过多,严重者可有内脏出血或其他组织出血。

2. 口腔表征

（1）本病早期常表现为牙龈自发性出血,吮吸、刷牙、拔牙、洁牙或轻微外伤均可加重出血。

（2）口腔黏膜,尤其是唇红、舌缘、颊、腭、口底黏膜易出现瘀点、瘀斑或血肿,血肿溃破后呈边界清晰的圆形或椭圆形糜烂。

【预后】

1. 急性型预后良好,病程短,可自愈。

2. 慢性型病程长，10%~20% 可自愈。

【预防】

1. 增强体质、预防呼吸道感染，尤其是病毒感染。
2. 出血严重者注意休息，严格卧床、避免外伤。
3. 保持口腔卫生，防止继发感染。

第五节　维生素 B_2 缺乏症

【病例简介】

患者，女性，70 岁。

主诉: 舌头疼痛 1 年余。

现病史: 1 年来，舌头疼痛，伴口干，进食时加重。下唇干燥，口角反复溃烂流血，自行服用多种药物未愈，现来我院就诊。

既往史: 慢性胃肠炎。

【临床检查】

舌背丝状乳头及菌状乳头萎缩，舌面光滑，伴有纵行、横行裂纹，局部区域充血发红，触诊柔软，触痛不明显。右侧颊黏膜可见多处小片充血糜烂面，双侧口角湿白糜烂，上下唇红干燥明显（图 9-11~ 图 9-13）。

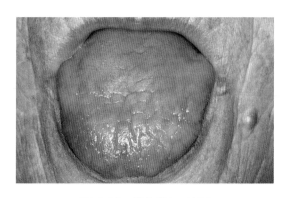

图 9-11　维生素 B_2 缺乏
舌背舌乳头萎缩，伴沟纹
（武汉大学口腔医学院供图）

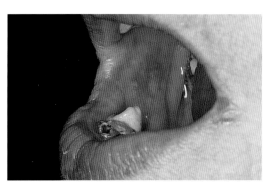

图 9-12　维生素 B_2 缺乏
右颊充血糜烂
（武汉大学口腔医学院供图）

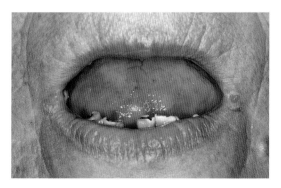

图 9-13　维生素 B_2 缺乏
双侧口角湿白糜烂
（武汉大学口腔医学院供图）

实验室检查:血、尿内维生素 B_2 排泄量测定减低(24 小时血中维生素 B_2<50μg,尿中 <500μg)。

【诊断】

Q:本病的诊断是什么?

维生素 B_2 缺乏症。

Q:维生素 B_2 缺乏症的诊断要点是什么?

根据病史(维生素 B_2 供给不足、摄入或利用障碍、需求量增加史)、临床特征(阴囊炎、皮炎、角膜炎及口角炎、唇炎、舌炎),结合实验室检查可作出诊断,也可进行治疗性诊断。

【治疗】

Q:维生素 B_2 缺乏症的治疗原则是什么?

1. 全身进行营养调节。

2. 口腔损害对症治疗。

Q:治疗维生素 B_2 缺乏症的口腔表现的常用药物有哪些?

(一) 局部用药

1. 溶液剂

(1) 碳酸氢钠溶液(sodium bicarbonate solution)

(2) 复方氯己定含漱液(compound chlorhexidine solution)

(3) 复方硼砂溶液(compound borax solution)

(4) 聚维酮碘含漱液(povidone iodine solution)

2. 糊剂

(1) 曲安奈德口腔软膏(triamcinolone acetonide dental paste)

(2) 氨来呫诺糊剂(amlexanox paste)

(3) 金霉素倍他米松糊剂(chlortetracycline betamethasone paste)

(4) 两性霉素 B 糊剂(amphotericin B paste)

(5) 制霉菌素糊剂(nystatin paste)

(6) 达克罗宁糊剂(dyclonine paste)

3. 凝胶

(1) 重组人表皮生长因子凝胶(recombinant human epidermal growth factor hydrogel)

(2) 重组牛碱性成纤维细胞因子凝胶(recombinant bovine basic fibroblast growth factor gel)

(3) 复方苯佐卡因凝胶(compound benzocaine gel)

(4) 口干凝胶(dry mouth gel)

(5) 复方甘菊利多卡因凝胶(compound chamomile and lidocaine hydrochloride gel)

4. 喷雾剂

（1）重组人表皮生长因子喷雾剂（recombinant human epidermal growth factor spray）

（2）口腔炎喷雾剂（stomatitis spray）

5. 含片

（1）溶菌酶含片（lysozyme buccal tablet）

（2）西地碘含片（cydiodine buccal tablet）

（3）地喹氯铵含片（dequalinium chloride buccal tablet）

（4）西吡氯铵含片（cetylpyridinium chloride buccal tablets）

（二）全身用药

1. 复合维生素 B（vitamin B complex）

2. 维生素 B_2（vitamin B_2）

Q：如何制订本病的治疗方案？

（一）局部治疗

1. 唇炎、口角炎

（1）消毒防腐制剂：复方氯己定溶液，湿敷，3 次 / 日。

（2）渗出不多无结痂者：红霉素眼膏，涂覆患处。

（3）口角糜烂伴真菌感染：曲安奈德益康唑乳膏，涂敷患处，3 次 / 日。

2. 萎缩性舌炎

（1）消毒防腐制剂：复方氯己定溶液，含漱，3 次 / 日；或复方硼砂溶液，含漱，3 次 / 日；或 2%~4% 碳酸氢钠溶液，含漱，3 次 / 日。

（2）伴口干者：口干凝胶，涂敷，3 次 / 日；或人工唾液，含服，3~5 次 / 日。

（3）伴舌痛者：复方苯佐卡因凝胶，涂敷患处，3 次 / 日；或复方利多卡因凝胶，涂敷患处，3 次 / 日。

（二）全身治疗

维生素 B_2 片，口服，5mg/ 次，3 次 / 日，同时配合复合维生素 B 族治疗。

【讨论】

Q：维生素 B_2 缺乏症的病因是什么？

维生素 B_2 缺乏症是人体因缺乏维生素 B_2 而发生在黏膜、皮肤、眼等组织器官，以阴囊炎、口角炎、唇炎、舌炎为主要临床表现的一组综合征。维生素 B_2 是细胞中促进氧化还原的重要物质，为辅酶的组成部分，参与体内糖、蛋白质、脂肪的代谢，可促进生长发育，维护皮肤和黏膜的完整性。维生素 B_2 供给不足、摄入或利用障碍、需求量增加时，体内维生素 B_2 不足可影响体内氧化进程而发生代谢障碍，进而发病。

Q：维生素 B_2 缺乏症的临床特征是什么？

1. 一般表征

（1）阴囊炎是早期和最常见的表现，可出现红斑、鳞屑、丘疹。

（2）脂溢性皮炎多发生于鼻翼、耳后等皮脂腺较多处，可见脂质渗出、发红、脱屑。

（3）血管增生性角膜炎表现为视物模糊、畏光、流泪。

2. 口腔表征

（1）口角炎：双侧口角区皮肤湿白、糜烂，可伴皲裂、结痂。

（2）唇炎：下唇多见，稍肿胀，干燥鳞屑，皲裂。

（3）舌炎：早期舌乳头肿大，呈鲜红色，菌状乳头肿大，继而舌乳头萎缩，舌面光滑，呈亮红色，伴裂隙，有时可呈地图状舌。

【预后】

本病预后良好。

【预防】

1. 改变烹调方式，调整饮食结构，多吃富含维生素 B_2 的食物，如牛奶、鸡蛋、动物内脏、瘦肉、豆类、菠菜、胡萝卜等。

2. 及时治疗原发病。

第六节　烟酸缺乏症

【病例简介】

患者，男性，53 岁。

主诉：口腔黏膜疼痛 8 个月余。

现病史：口腔黏膜疼痛 8 个月余，影响进食，伴唾液增多，并有头晕、焦虑等精神症状。

既往史：胃肠病史。

【临床检查】

舌背前份可见菌状乳头红肿，触诊柔软，稍有触痛。舌背前份及右侧可见两处直径约 2mm 的圆形溃疡，触诊疼痛明显。右颊中份可见充血发红区域，口腔卫生状况不佳（图 9-14、图 9-15）。

实验室检查：烟酸尿代谢产物 N- 甲基烟酰胺（NMN）在 24 小时尿中排出量降低（低于 5.8μmol/d 为缺乏，5.8~17.5μmol/d 为低水平）。

【诊断】

Q：本病的诊断是什么？

烟酸缺乏症。

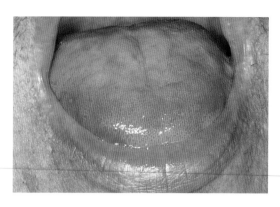 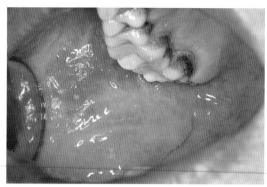

图 9-14　烟酸缺乏症　　　　　　　　　　图 9-15　烟酸缺乏症
舌背菌状乳头充血红肿，伴溃疡　　　　　　右颊中份充血发红
（武汉大学口腔医学院供图）　　　　　　　（武汉大学口腔医学院供图）

Q：烟酸缺乏症的诊断要点是什么？

根据营养史和生活习惯，结合临床皮炎、腹泻、精神症状和口腔表征的特征及实验室检查作出诊断。

【治疗】

Q：烟酸缺乏症的治疗原则是什么？

1. 饮食调整。

2. 口腔损害局部对症治疗。

Q：治疗烟酸缺乏症的药物有哪些？

（一）局部用药

1. 溶液剂

（1）碳酸氢钠溶液（sodium bicarbonate solution）

（2）复方氯己定含漱液（compound chlorhexidine solution）

（3）复方硼砂溶液（compound borax solution）

（4）聚维酮碘含漱液（povidone iodine solution）

2. 糊剂

（1）曲安奈德口腔软膏（triamcinolone acetonide dental paste）

（2）氨来呫诺糊剂（amlexanox paste）

（3）金霉素倍他米松糊剂（chlortetracycline betamethasone paste）

（4）两性霉素 B 糊剂（amphotericin B paste）

（5）制霉菌素糊剂（nystatin paste）

（6）达克罗宁糊剂（dyclonine paste）

3. 凝胶

（1）重组人表皮生长因子凝胶（recombinant human epidermal growth factor hydrogel）

（2）重组牛碱性成纤维细胞因子凝胶（recombinant bovine basic fibroblast growth factor gel）

（3）复方苯佐卡因凝胶（compound benzocaine gel）

（4）复方甘菊利多卡因凝胶（compound chamomile and lidocaine hydrochloride gel）

（5）口干凝胶（dry mouth gel）

4. 含片

（1）溶菌酶含片（lysozyme buccal tablet）

（2）西地碘含片（cydiodine buccal tablet）

（3）地喹氯铵含片（dequalinium chloride buccal tablet）

（4）西吡氯铵含片（cetylpyridinium chloride buccal tablets）

（二）全身用药

1. 烟酰胺（nicotinamide）

2. 复合维生素 B（vitamin B complex）

3. 维生素 B_2（vitamin B_2）

4. 多维元素（multivitamin and minerals）

Q：如何制订本病的治疗方案？

（一）局部治疗

1. 消毒防腐制剂　复方氯己定溶液，含漱，3 次 / 日；或复方硼砂溶液，含漱，3 次 / 日；或 2%~4% 碳酸氢钠溶液，含漱，3 次 / 日。

2. 伴口干者　口干凝胶，涂敷，3 次 / 日；或人工唾液，含服，3~5 次 / 日。

3. 伴舌痛者　复方苯佐卡因凝胶，涂敷患处，3 次 / 日；或复方利多卡因凝胶，涂敷患处，3 次 / 日。

（二）全身治疗

烟酰胺片，口服，50~100mg/ 次，3 次 / 日，同时配合复合维生素 B 治疗，至症状消失。

【讨论】

Q：烟酸缺乏症的临床特征是什么？

1. 一般表征

（1）对称性皮炎：多见于四肢、躯体暴露部位，酷似晒斑。

（2）消化系统症状：食欲减退、恶心呕吐、腹痛腹泻。

（3）精神症状：个体差异较大，以神经衰弱最常见。

2. 口腔表征　早期舌尖、舌缘充血发红，菌状乳头红肿。继而舌乳头萎缩，舌面光滑，红亮，呈牛肉红色，易发生溃疡。

【预后】

本病预后较好,但并发症较多,恢复时间较长。

【预防】

1. 调整饮食结构,多食用富含烟酸和色氨酸的食物,如动物肝、肾、牛、羊、猪肉、鱼、花生、黄豆、米、糠等。

2. 及时治疗原发病。

(张　静)

参考文献

1. 周红梅,周刚,周威,等. 口腔黏膜病药物治疗精解. 北京:人民卫生出版社,2010

2. Adewumi AO,Ashoor IF,Soares FM,et al. Eruption hematoma as a possible oral sign of infantile scurvy. Pediatr Dent,2010,32(2):151-155

3. Adeyemo TA,Adeyemo WL,Adediran A,et al. Orofacial manifestations of hematological disorders:anemia and hemostatic disorders. Indian J Dent Res,2011,22(3):454-461

4. Barile M,Giancaspero TA,Brizio C,et al. Biosynthesis of flavin cofactors in man:implications in health and disease. Curr Pharm Des,2013,19(14):2649-2675

5. Chandra J. Megaloblastic anemia:back in focus. Indian J Pediatr,2010,77(7):795-799

6. da Silva Santos PS,Fontes A,de Andrade F,et al. Gingival leukemic infiltration as the first manifestation of acute myeloid leukemia. Otolaryngol Head Neck Surg,2010,143(3):465-466

7. Goldberg ND. Iron deficiency anemia in patients with inflammatory bowel disease. Clin Exp Gastroenterol,2013,6:61-70

8. Islam NM,Bhattacharyya I,Cohen DM. Common oral manifestations of systemic disease. Otolaryngol Clin North Am,2011,44(1):161-182

9. Li J,Wang Z,Hu S,et al. Correction of abnormal T cell subsets by high-dose dexamethasone in patients with chronic idiopathic thrombocytopenic purpura. Immunol Lett,2013,154(1-2):42-48

10. Liu K,Kaffes AJ. Iron deficiency anaemia:a review of diagnosis,investigation and management. Eur J Gastroenterol Hepatol,2012,24(2):109-116

11. Long Q,Ji L,Wang H,et al. Riboflavin biosynthetic and regulatory factors as potential novel anti-infective drug targets. Chem Biol Drug Des,2010,75(4):339-347

12. Masri O,Sharara AI. Plummer-vinson syndrome. Clin Gastroenterol Hepatol,2013,11(12):e85

13. Northrop-Clewes CA,Thurnham DI. The discovery and characterization of riboflavin. Ann Nutr Metab,2012,61(3):224-230

14. Schlosser BJ,Pirigyi M,Mirowski GW. Oral manifestations of hematologic and nutritional diseases. Otolaryngol Clin North Am,2011,44(1):183-203

15. Shaik-Dasthagirisaheb YB,Varvara G,Murmura G,et al. Role of vitamins D,E and C in immunity and inflammation. J Biol Regul Homeost Agents,2013,27(2):291-295

16. Sharma U,Bhalla S. Oral manifestations of a systemic disease. J Can Dent Assoc,2011,77:b71

第十章
口腔黏膜肉芽肿性疾病

第一节　化脓性肉芽肿

【病例简介】

患者,男性,22 岁。

主诉:舌头肿物 2 个月余。

现病史:患者诉 2 个月前不慎咬伤舌头,之后咬伤部位出现一处肿物,未见消退,伴轻微疼痛,未经诊治,今来诊。

既往史:否认全身系统病史。

【临床检查】

右侧舌缘中份可见一处半球形肿物,大小约 10mm×8mm×6mm,表面充血发红,触之柔软,无触痛(图 10-1)。

病理检查:右舌缘病损符合肉芽肿组织,其中可见大量血管及结缔组织水肿,间质中可见较多炎性细胞浸润。

【诊断】

Q:本病的诊断是什么?
化脓性肉芽肿。

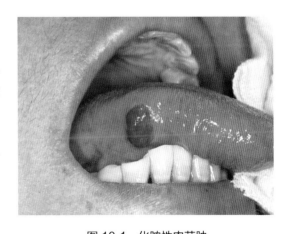

图 10-1　化脓性肉芽肿
右侧舌缘中份半球形肿物,边界清楚,表面充血发红
(武汉大学口腔医学院供图)

Q:化脓性肉芽肿的诊断依据是什么?

1. 局部刺激因素、创伤史,存在感染因素。

2. 临床表现为瘤样增生物,表面光滑或分叶,有或无蒂,颜色红色或黄白色,有时表面可形成溃疡。

3. 病理特征为血管增生性肉芽肿。

Q:本病需要与哪些疾病相鉴别?

本病需要与其他性质的瘤样增生物,如纤维瘤、乳头状瘤、血管瘤、恶性肿瘤等鉴别,主要根据临床及病理特征进行鉴别。

【治疗】

Q:化脓性肉芽肿的治疗原则是什么?

1. 首先去除局部刺激因素,如残根残冠、牙石、不良修复体等,戒除咬颊、舌等不良习惯。

2. 病变较小时,给予消炎、对症治疗。

3. 病变较大时,可手术切除、冷冻、激光治疗。

Q:治疗化脓性肉芽肿的常用药物有哪些?

(一) 局部用药

1. 溶液剂

(1) 复方硼砂溶液(compound borax solution)

(2) 复方氯己定含漱液(compound chlorhexidine solution)

(3) 聚维酮碘含漱液(povidone iodine solution)

2. 口含片

(1) 氯己定含片(chlorhexidine buccal tablets)

(2) 西吡氯铵含片(cetylpyridinium chloride buccal tablets)

(3) 溶菌酶含片(lysozyme buccal tablets)

3. 凝胶剂

(1) 重组人表皮生长因子凝胶(recombinant human epidermal growth factor hydrogel)

(2) 重组牛碱性成纤维细胞生长因子凝胶(recombinant bovine basic fibroblast growth factor gel)

(3) 复方甘菊利多卡因凝胶(compound chamomile and lidocaine hydrochloride gel)

(4) 复方苯佐卡因凝胶(compound benzocaine gel)

(二) 全身用药

一般无需全身用药。

Q:如何制订本病的治疗方案?

(一) 去除局部刺激因素

及时拔除病损周围残根残冠,或调磨其锐利边缘;更换不良修复体;去除牙结石。

(二) 病变较小的病例

1. 消毒防腐制剂 复方氯己定含漱液,含漱,3 次/天;或复方硼砂溶液,1:5 稀释后含漱,3 次/日。

2. 局部止痛药物　有溃疡伴疼痛症状,复发苯佐卡因凝胶或复方甘菊利多卡因凝胶进行止痛,涂布患处,3 次 / 日。

3. 生物制剂　表面溃疡,可选重组人表皮生长因子凝胶或重组牛碱性成纤维细胞生长因子凝胶,涂布患处,1 次 / 日。

（三）病变较大的病例

手术切除或激光、微波、冷冻等治疗。

【讨论】

Q:化脓性肉芽肿的病因是什么?

本病是组织对创伤、感染等刺激的一种反应性良性病变,其主要诱因包括:

1. 局部刺激　残根残冠、不良修复体、大块牙结石、反复咬伤等机械性刺激,或某些局部药物刺激。

2. 口内致病菌的反复感染。

3. 内分泌因素　青春期及妊娠期机体内分泌水平发生变化,可使组织对刺激因素的反应增强。

Q:化脓性肉芽肿有哪些临床特点?

1. 任何年龄均可发病,多见于10~40岁,女性多发。青春期及妊娠期患者由于组织反应增强,病变一般较大。

2. 好发于牙龈,其次为舌、唇、颊、腭等部位黏膜。口外病变可见于指端皮肤、消化道黏膜等。

3. 为深红色半球形增生物,大小不等,表面光滑或分叶,有蒂或无蒂,触之中等硬度,如有纤维增生,质地较坚韧。增生物表面易形成溃疡。

【预后】

1. 去除局部刺激因素及对症处理后,一般预后良好,较小病变可逐渐自行消退。

2. 较大病变经手术或物理方法切除后,一般不易复发。

【预防】

1. 及时处理口内的残根残冠、不良修复体等局部刺激因素。

2. 保持口腔卫生。

3. 避免创伤口腔黏膜。

第二节　口面部肉芽肿病

【病例简介】

患者,女性,40 岁。

主诉:面部肿胀6个月余。

现病史:6个月来,双侧颜面部肿胀,伴有口腔溃疡,影响进食,经他院抗感染治疗无效,今来就诊。

既往史:否认全身系统病史。

【临床检查】

双侧颌面部及上下唇红偏右侧肿胀明显,口内双侧颊部肿胀,咬合线区域黏膜颜色发白,扪之质韧,按压痛不明显。右颊及上下唇内侧黏膜可见5处圆形溃疡,直径约2~3mm,上覆假膜,触之疼痛(图10-2、图10-3)。

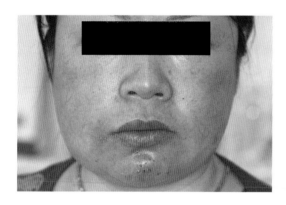

图10-2　口面部肉芽肿病

双侧颌面部肿胀明显

(武汉大学口腔医学院供图)

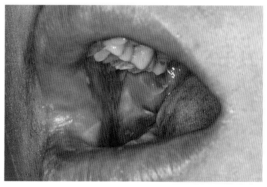

图10-3　口面部肉芽肿病

右颊黏膜肿胀明显,伴数处溃疡

(武汉大学口腔医学院供图)

颊部肿胀组织病理检查:病损部结缔组织中数个结节样病灶,主要由上皮样细胞构成,偶见多核巨细胞,未见干酪样坏死,间质中大量炎性细胞浸润,符合非干酪化类上皮细胞肉芽肿。

【诊断】

Q:本病的诊断是什么?

口面部肉芽肿病。

Q:口面部肉芽肿病的诊断依据是什么?

1. 慢性病程。

2. 口面部肿胀特点。

3. 病理特点为非干酪化类上皮细胞肉芽肿。

4. 全身情况良好。

Q:本病需与哪些疾病相鉴别?

1. 与克罗恩病、结节病等伴有口面部肿胀的疾病相鉴别，其鉴别要点主要根据是否伴有消化道（回肠末端局限性肠炎、X 线检查肠管狭窄）或肺部（肺门淋巴结肿大、肺实质纤维化）的病变进行。

2. 有学者认为口面部肉芽肿可能是克罗恩病的首发症状，但该观点尚存在争议。

3. 部分口面部肉芽肿病患者可伴有裂纹舌及面神经麻痹，故认为本病可能是梅 罗综合征的单症状型。

【治疗】

Q：口面部肉芽肿病的治疗原则是什么？

1. 隔离可疑的致敏物，配合使用抗过敏药物。

2. 病损局部注射糖皮质激素，以减轻肿胀程度。

3. 肿胀严重时，可全身应用糖皮质激素或具有免疫抑制作用的药物。

4. 如出现面部麻痹症状，应及时转入神经内科诊治。

Q：治疗口面部肉芽肿病的常用药物有哪些？

（一）局部用药

1. 溶液剂

（1）复发硼砂溶液（compound borax solution）

（2）复方氯己定含漱液（compound chlorhexidine solution）

2. 注射液

（1）曲安奈德注射液（triamcinolone acetonide injection）

（2）复方倍他米松注射液（compound betamethasone injection）

（3）泼尼松龙注射液（prednisolone injection）

3. 软膏　他克莫司软膏（tacrolimus ointment）。

（二）全身用药

1. 糖皮质激素

（1）泼尼松（prednisone）

（2）地塞米松（dexamethasone）

2. 抗组胺药

（1）氯雷他定（loratadine）

（2）曲普利啶（triprolidine）

3. 沙利度胺（thalidomide）

Q：如何制订本病的治疗方案？

（一）局部用药

1. 糖皮质激素　可选曲安奈德注射液，或复方倍他米松注射液 1ml，与 2% 利多卡因注射液混合,局部注射患处,1 次 / 周。

2. 如使用糖皮质激素效果不佳或有禁忌证时,可选 0.03% 他克莫司软膏,涂布患处, 3 次 / 日。

3. 如伴有溃疡病损,可选用消毒防腐制剂:复方氯己定含漱液,含漱或湿敷唇部,3 次 / 日; 或复方硼砂溶液,1 : 5 稀释后含漱或湿敷唇部,3 次 / 日。

（二）全身用药

1. 糖皮质激素　泼尼松片,口服,20~30mg/ 次,1 次 / 日,晨起顿服。

2. 对糖皮质激素抵抗或有禁忌证者,可选氯法齐明丸,口服,100mg/ 次,1 次 / 日;或沙利度 胺片,晚睡前口服,50mg/ 次,1 次 / 日。

3. 抗组胺药　氯雷他定片,口服,10mg/ 次,1 次 / 天;或曲普利啶胶囊,口服,5mg/ 次, 2 次 / 日。

（三）颜面部肿胀

可辅以按压治疗,30min/ 次,3 次 / 日。

（四）面神经麻痹

如出现面神经麻痹症状,及时转入神经内科诊治。

【讨论】

Q:口面部肉芽肿病的病因是什么?

本病病因尚不明确,迟发型过敏反应可能与本病发病有关,致敏物质包括食物、药物及牙科 充填材料等。

Q:口面部肉芽肿病可有哪些临床特点?

1. 任何年龄均可发病,无性别倾向。

2. 几乎所有病例均发生唇部或颜面部肿胀。

3. 口腔还可出现颊部肿胀、口腔溃疡、肉芽肿性龈炎、沟纹舌等。

4. 部分患者可伴有面神经麻痹,常先于口面部肿胀发生,可单侧或双侧发生。

【预后】

1. 本病预后良好,但常反复发作。

2. 如伴有面神经麻痹症状,则恢复期较长。

【预防】

1. 避免接触致敏原。

2. 避免辛辣饮食,保持口腔卫生。

3. 发生本病后,应注意作全身系统检查,以排除克罗恩病和结节病的可能。

（卢　锐）

参考文献

1. 周红梅,周刚,周威,等 . 口腔黏膜病药物治疗精解 . 北京:人民卫生出版社,2010

2. 王吉耀 . 内科学 . 第 2 版 . 北京:人民卫生出版社,2010

3. Greenberg MS,Glick M. Burket's Oral Medicine:diagnosis and treatment. 11th ed. Onario:B. C. Decker Inc., 2008

4. Scully C. Oral and Maxillofacial Medicine:The Basis of Diagnosis and Treatment. 3rd ed. Churchill Livingstone, 2013

5. Kamal R,Dahiya P,Puri A. Oral pyogenic granuloma:Various concepts of etiopathogenesis. J Oral Maxillofac Pathol,2012,16(1):79-82

6. Krishnapillai R,Punnoose K,Angadi PV,et al. Oral pyogenic granuloma--a review of 215 cases in a South Indian Teaching Hospital,Karnataka,over a period of 20 years. Oral Maxillofac Surg,2012,16(3):305-309

7. Hammes S,Kaiser K,Pohl L,et al. Pyogenic granuloma:treatment with the 1,064-nm long-pulsed neodymium-doped yttrium aluminum garnet laser in 20 patients. Dermatol Surg,2012,38(6):918-923

8. Gordón-Núñez MA,de Vasconcelos Carvalho M,Benevenuto TG,et al. Oral pyogenic granuloma:a retrospective analysis of 293 cases in a Brazilian population. J Oral Maxillofac Surg,2010,68(9):2185-2188

9. Saravana GH. Oral pyogenic granuloma:a review of 137 cases. Br J Oral Maxillofac Surg,2009,47(4):318-319

10. Rai S,Kaur M,Bhatnagar P. Laser:a powerful tool for treatment of pyogenic granuloma. Cutan Aesthet Surg, 2011,4(2):144-147

11. Thomas TK,Neelakandan RS,Bhargava D,et al. Orofacial granulomatosis:a clinicopathologic correlation. Head Neck Pathol,2011,5(2):133-136

12. Zbar AP,Ben-Horin S,Beer-Gabel M,et al. Oral Crohn's disease:is it a separable disease from orofacial granulomatosis? A review. J Crohns Colitis,2012,6(2):135-142

13. Grave B,McCullough M,Wiesenfeld D. Orofacial granulomatosis--a 20-year review. Oral Dis,2009,15(1):46-51

14. Tilakaratne WM,Freysdottir J,Fortune F. Orofacial granulomatosis:review on aetiology and pathogenesis. J Oral Pathol Med,2008,37(4):191-195

15. Al Johani KA,Moles DR,Hodgson TA,et al. Orofacial granulomatosis:clinical features and long-term outcome of therapy. J Am Acad Dermatol,2010,62(4):611-620

16. McCartan BE,Healy CM,McCreary CE,et al. Characteristics of patients with orofacial granulomatosis. Oral Dis,2011,17(7):696-704

17. Campbell H,Escudier M,Patel P,et al. Distinguishing orofacial granulomatosis from crohn's disease:two separate disease entities? Inflamm Bowel Dis,2011,17(10):2109-2115

18. Li Z,Yuan J,Liu P,et al. Compression therapy:an adjuvant treatment for orofacial granulomatosis in Melkersson-Rosenthal syndrome? Eur J Dermatol,2011,21(6):1003-1004

第十一章
口腔黏膜相关综合征

第一节　灼口综合征

【病例简介】

患者，女性，53 岁。

主诉：口腔灼痛 1 个月余。

现病史：患者近 1 个月余来，自觉舌部及上腭烧灼样疼痛，进食或言语时症状减轻。患者经常伸舌自检，经用清热解毒药物治疗后未见好转，今来就诊。

既往史：否认全身系统病史，诉睡眠质量较差。

【临床检查】

口腔检查未见异常，未见尖锐牙尖、残冠、残根等，口腔湿润度尚可，口腔卫生状况一般（图 11-1、图 11-2）。患者神情焦虑、紧张。

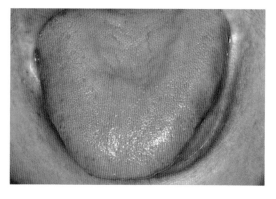

图 11-1　灼口综合征

舌部黏膜未见异常

（武汉大学口腔医学院供图）

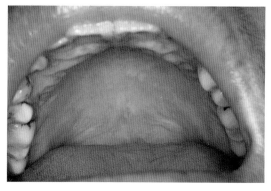

图 11-2　灼口综合征

上腭黏膜未见异常

（武汉大学口腔医学院供图）

【诊断】

Q:本病的诊断是什么?

灼口综合征。

Q:灼口综合征的诊断依据是什么?

1. 多见于中老年女性,尤其是患有更年期综合征的患者。

2. 舌部或口腔其他部位烧灼样疼痛,可伴有口干、麻木、味觉异常等症状。

3. 不影响正常饮食及言语,注意力转移时症状减轻。

4. 口腔检查无明显阳性体征。

5. 患者多有烦躁、失眠、焦虑等症状。

6. 病程较长,呈慢性迁延状态。

Q:本病需要与哪些疾病相鉴别?

本病需要与口干症、口腔念珠菌病等相鉴别,主要根据有无相关阳性体征、唾液流量测定、腮腺造影、真菌直接镜检等进行排查。

【治疗】

Q:灼口综合征的治疗原则是什么?

1. 心理治疗占重要地位。

2. 积极治疗全身系统性疾病,针对可能存在的诱因进行药物治疗。

3. 去除口腔局部刺激因素,对症治疗。

Q:治疗灼口综合征的常用药物有哪些?

(一)局部用药

1. 凝胶剂

(1)复方苯佐卡因凝胶(compound benzocaine gel)

(2)复方甘菊利多卡因凝胶(compound chamomile and lidocaine hydrochloride gel)

2. 口含片

(1)氯硝西泮片(clonazepam tablet)

(2)溶菌酶含片(lysozyme buccal tablet)

3. 注射液

(1)维生素 B_{12} 注射液(vitamin B12 injection)

(2)维生素 B_1 注射液(vitamin B1 injection)

(二)全身用药

1. 维生素及微量元素类

（1）谷维素（oryzanol）

（2）维生素 B_1（vitamine B_1）

（3）维生素 B_2（vitamine B_2）

（4）维生素 E（vitamine E）

（5）硫酸锌（zinc sulfate）

（6）α-硫辛酸（alpha-lipoic acid）

2. 雌激素类

（1）结合雌激素（conjugated estrogens）

（2）醋酸甲羟孕酮（medroxyprogesterone acetate）

3. 抗焦虑药

（1）氯硝西泮（clonazepam）

（2）地西泮（diazepam）

4. 抗抑郁药

（1）氨磺必利（amisulpride）

（2）帕罗西汀（paroxetine）

（3）盐酸舍曲林（sertraline hydrochloride）

5. 中成药

（1）芦笋胶囊

（2）六味地黄丸

Q：如何制订本病的治疗方案？

（一）心理疏导，解释病情

（二）局部用药

1. 局部止痛药物　如疼痛症状明显，可选复方苯佐卡因凝胶或复方甘菊利多卡因凝胶，涂布患处，3 次 / 日。

2. 舌神经封闭　以舌部灼痛为主要症状的患者，当全身用药疗效不明显时，可酌情选用维生素 B_{12} 注射液或维生素 B_1 注射液 1ml 与 2% 利多卡因注射液 1ml 混合，行舌神经封闭。

（三）全身用药

1. 维生素及微量元素类　谷维素片，口服，10mg/ 次，3 次 / 日；维生素 B_1 片，口服，10mg/ 次，3 次 / 日；维生素 B_2 片，口服，10mg/ 次，3 次 / 日；维生素 E 胶丸，口服，0.1g/ 次，1 次 / 日。伴有锌缺乏症的患者，可选硫酸锌口服溶液，口服，100ml/ 次，3 次 / 日；或 α-硫辛酸胶囊，口服，1 粒 / 次，1 次 / 日。

2. 雌激素类　如患者伴有更年期综合征症状，建议由妇科医师指导使用雌激素类药。

3. 抗焦虑或抗抑郁药　如患者伴有失眠、过度焦虑、抑郁等症状，建议由神经内科或心理专科医师指导选择使用抗焦虑或抗抑郁药。

4. 中成药　根据患者体质，酌情选用中成药，可选芦笋胶囊，口服，0.6g/ 次，3 次 / 日；或六味地黄丸,口服,6g/次,2次/日。

【讨论】

Q:灼口综合征的病因是什么?

1. 神经系统病变。

2. 精神因素　包括:①人格因素(焦虑型、抑郁型性格、情绪不稳定);②恐癌心理等。

3. 局部刺激因素　包括:①牙结石、残根残冠、不良修复体、口腔手术后瘢痕的物理刺激;②对义齿、牙科材料或药物过敏;③过度使用烟酒、口香糖等的理化刺激;④口腔黏膜微循环障碍、唾液成分的改变;⑤金属修复体的微电流;⑥局部细菌和真菌的菌群失调;⑦频繁伸舌自检造成的舌肌筋膜的拉伤。

4. 系统因素　包括:①更年期综合征;②全身系统性疾病(糖尿病、内分泌疾病、免疫性疾病等);③维生素、微量元素缺乏;④长期口服某些药物。

Q:灼口综合征的临床分型?

有学者提出,根据灼口综合征疼痛模式与可能诱因的不同,可将灼口综合征分为三个临床亚型,如表 11-1 所示,但该分型的准确性和临床意义尚需进一步研究证实。

表 11-1　灼口综合征的临床分型

临床亚型	所占患者比例	临床表现	可能诱发因素
1 型	35%	晨起无痛感,随后疼痛逐渐加重,至夜间达到顶峰	全身系统性疾病,如维生素和微量元素缺乏、糖尿病等
2 型	55%	全天持续性疼痛	心理因素
3 型	10%	全天间歇性疼痛,症状发作之间存在无痛的间隔期	局部刺激因素引起

【预后】

1. 本病预后良好,但病程长,呈反复迁延状态,给患者带来较大精神负担。

2. 及时对因治疗,消除诱发因素,有利于症状的缓解。

【预防】

1. 正确认知本病病情,积极调节情绪,转移注意力,保持心情舒畅。

2. 积极治疗全身及口腔疾病,保持口腔卫生。

3. 患者家属应尽量理解、关怀患者。

第二节　干燥综合征

【病例简介】

患者,女性,63 岁。

主诉:口干 3 个月余。

现病史:患者 3 个月来自觉口干、无唾液,影响进食、言语等,伴眼部干燥、发痒,未经诊治,今来就诊。

既往史:否认全身系统病史。

【临床检查】

口腔湿润度差,口底唾液池消失,挤压唾液腺未见唾液分泌,舌背黏膜丝状乳头萎缩,可见横行、纵行裂纹,伴轻度充血,双侧颌面部腮腺区域轻度肿胀(图 11-3~ 图 11-5)。

Q:为明确诊断,需进一步做哪些检查?

1. 非刺激唾液流率　收集 15 分钟内无刺激状态下自然流出唾液的体积,≤ 1.5ml 计为 (+)。

2. 腮腺造影。

3. 下唇唇腺病理活检。

4. 唾液腺核素检查。

5. 血清免疫学检查　①抗 SSA 抗体;②抗 SSB 抗体。

6. 眼科检查　① Schirmer 试验,≤ 5mm/5min 计为 (+);②角膜染色,双眼各自染点 >10 个计为 (+);③泪膜破碎时间 ≤ 10 秒计为 (+)。

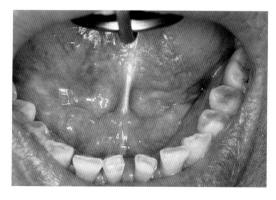

图 11-3　干燥综合征

口腔湿润度差,口底唾液池消失

(武汉大学口腔医学院供图)

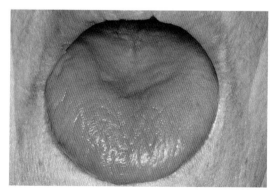

图 11-4　干燥综合征

舌背干燥,丝状乳头萎缩,伴裂纹

(武汉大学口腔医学院供图)

本病例检查结果：

1. 非刺激唾液流率测定　0ml/15min，计为（+）（图 11-6）。

2. 腮腺造影结果　双侧腮腺末端腺体可见大量造影剂存留，呈点球状影像（图 11-7）。

3. 下唇唇腺病理活检　腺体内大量淋巴细胞及组织细胞增生浸润，可见多个淋巴细胞病灶。

4. 血清免疫学检查结果　抗 SSA 抗体（+），抗 SSB 抗体（+）。

5. 眼科检查结果　Schirmer 试验结果为 2mm/5min，计为（+）；左眼角膜染色点 15 个，右眼角膜染色点 13 个，计为（+）；泪膜破碎时间，7 秒，计为（+）。

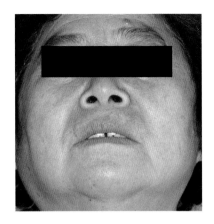

图 11-5　干燥综合征

双侧腮腺区域轻度肿胀

（武汉大学口腔医学院供图）

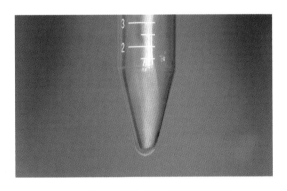

图 11-6　非刺激唾液流率测定阳性

（武汉大学口腔医学院供图）

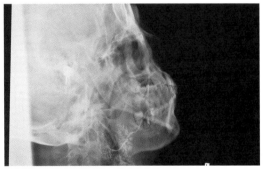

图 11-7　腮腺造影结果

右侧腮腺末端腺体大量造影剂存留，呈点球状影像

（武汉大学口腔医学院供图）

【诊断】

Q:本病的诊断是什么？

干燥综合征，又称舍格伦综合征。

Q:干燥综合征的诊断依据是什么？

本病根据 2002 年修订的干燥综合征国际分类（诊断）标准进行诊断，具体见表 11-2、表 11-3。

表 11-2　干燥综合征分类标准的项目 *

Ⅰ. 口腔症状:3 项中有 1 项或 1 项以上	Ⅱ. 眼部症状:3 项中有 1 项或 1 项以上
1. 每天感口干持续 3 个月以上。	1. 每天感到不能忍受的眼干持续 3 个月以上。
2. 成年后腮腺反复或持续肿大。	2. 有反复的砂子进眼或砂磨感觉。
3. 吞咽干性食物时需用水帮助。	3. 每天需要用人工泪液 3 次或 3 次以上。

续表

Ⅲ. 眼部体征:下述检查任1项或1项以上阳性	Ⅴ. 唾液腺受损:下述检查任1项或1项以上阳性
1. Schirmer试验(+)(≤5ml/5min)。	1. 唾液流率(+)(≤1.5ml/15min)。
2. 角膜染色(+)(≥4 van Bijsterveld计分法)。	2. 腮腺造影(+)。
Ⅳ. 组织学检查:下唇腺病理示淋巴细胞灶≥1(指	3. 唾液腺放射性核素检查(+)。
4mm^{2}组织内至少有50个淋巴细胞集中于唇	Ⅵ. 自身抗体:抗SSA或抗SSB(+)(双扩散法)
腺间质者为一灶)	

注:* 摘自中华医学会风湿病学分会《干燥综合征指南(2003年)》

表11-3　上述项目的具体分类 *

1. 原发性干燥综合征　无任何潜在疾病的情况下,有下述2条则可诊断:

    a. 符合表1中4条或4条以上,但必须含有条目Ⅳ(组织学检查)和(或)条目Ⅵ(自身抗体)

    b. 条目Ⅲ、Ⅳ、Ⅴ、Ⅵ4条中任3条阳性

2. 继发性干燥综合征　患者有潜在的疾病(如任一结缔组织病),而符合表11-2的Ⅰ和Ⅱ中任1条,同时符合条目Ⅲ、Ⅳ、Ⅴ中任2条

3. 必须除外　头颈面部放疗史,丙型肝炎病毒感染,AIDS,淋巴瘤,结节病,GVH病,抗乙酰胆碱药的应用(如阿托品、莨菪碱、溴丙胺太林、颠茄等)

注:* 摘自中华医学会风湿病学分会《干燥综合征指南(2003年)》

    2012年,干燥综合征国际合作临床联盟(SICCA)提出了新的干燥综合征分类标准,并由美国风湿病学会(ACR)进行发表(简称ACR标准)。与2002年诊断标准相比,新标准具有以下特征:①诊断项目精简,只有3项检查;②所有诊断项目均为客观标准。见表11-4。

表11-4　干燥综合征2012年ACR分类标准

临床症状/体征提示可能为干燥综合征的人群中,拥有以下3项客观指征中的至少2项者,即符合SS分类:

1. 血清SS-A/Ro抗体阳性和(或)SS-B/La抗体阳性或(类风湿因子阳性和ANA滴度≥1:320)

2. 唇腺活检示局限性淋巴细胞性唾液腺炎,病灶计分≥1灶/4mm^2

3. 干燥性角结膜炎,眼部染色计分≥3(假定患者现未因青光眼每天使用滴眼液,5年内未进行角膜手术或眼部整容手术)

由于叠加的临床特征或标准检查中的干扰,SS的临床研究与试验需排除以下情况:

头颈面部放疗史,丙型肝炎病毒感染,艾滋病,结节病,淀粉样变性,移植物抗宿主病,IgG4相关疾病

    此外,新近研究发现,抗α-胞衬蛋白抗体、β-胞衬蛋白在干燥综合征的诊断中具有一定意义。

    Q:本病需与哪些疾病相鉴别?

    需要与非自身免疫病引起的口干症,如老年性腺功能下降、糖尿病性或药物性口干相鉴别,主要根据病史及各疾病的自身特色加以区分。

干燥综合征的全身症状还需与系统性红斑狼疮、类风湿性关节炎等结缔组织病相鉴别。

【治疗】

Q:干燥综合征的治疗原则是什么?

1. 对于非系统受累者,治疗原则主要为对症治疗,改善口干症状,防止继发感染。

2. 对于合并系统损害者,及时转入风湿免疫科进行免疫调节治疗。

3. 由于本病涉及到多种器官组织,其检查和治疗需与风湿免疫科、眼科及大内科协同进行。

Q:治疗干燥综合征的常用药物有哪些?

(一) 局部用药

1. 唾液替代品

(1) 人工唾液(artificial saliva)

(2) 口腔湿润凝胶(bioxtra gel)

(3) 口干凝胶(dry mouth gel)

2. 抗菌制剂

(1) 碳酸氢钠溶液(sodium bicarbonate solution)

(2) 复方氯己定含漱液(compound chlorhexidine solution)

(3) 制霉菌素糊剂(nystatin paste)

(4) 西吡氯铵含片(cetylpyridinium chloride buccal tablets)

(二) 全身用药

1. M3 受体激动剂

(1) 毛果芸香碱(pilocarpine)

(2) 西维美林(cevimeline)

(3) 环戊硫酮(anethole trithione)

2. 免疫抑制剂

(1) 泼尼松(prednisone)

(2) 硫唑嘌呤(azathioprine)

(3) 环磷酰胺(cyclophosphamide)

(4) 沙利度胺(thalidomide)

(5) 白芍总苷(total glucosides of paeony)

3. 祛痰药

(1) 溴己新(bromhexine)

(2) 氨溴索(ambroxol)

4. 生物制剂　干扰素 -α、抗 CD20 单克隆抗体利妥昔单抗(rituximab)、抗 CD22 单克隆抗体依帕珠单抗(epratuzumab)。

5. 中成药

(1) 芦笋胶囊。

(2) 六味地黄丸。

Q：如何制订本病的治疗方案？

（一）局部用药

1. 唾液替代品　人工唾液，口干时用，3 次/日；或口腔湿润凝胶或口干凝胶，口干时用，涂布口腔，3 次/日。

2. 抗真菌制剂　2%~4% 碳酸氢钠溶液，或复方氯己定溶液，含漱，3 次/日；或西吡氯铵含片，含化，1 片/次，3 次/日。

（二）全身用药

1. 转入风湿免疫专科进行免疫调节治疗。

2. M3 受体激动剂　环戊硫酮片，口服，25mg/次，3 次/日；或西维美林胶囊，口服，30mg/次，3 次/日；或毛果芸香碱片，口服，5mg/次，3 次/日。

3. 酌情使用中成药　芦笋胶囊，口服，0.6g/次，3 次/日；或六味地黄丸，口服，6g/次，3 次/日。

【讨论】

Q：干燥综合征的病因是什么？

本病是一种主要累及外分泌腺体、具有高度淋巴细胞浸润的弥漫性结缔组织病，好发于中老年女性，男女比为 1：9~20。本病病因尚不明确，可能与遗传、病毒感染、内分泌等因素的相互作用有关。免疫功能紊乱为本病发病及病变延续的主要基础。在本病的微环境中，唾液腺导管上皮细胞发挥了抗原递呈细胞的作用，识别抗原后，可产生各类细胞因子使 T、B 淋巴细胞异常活化、增殖，同时 NK 细胞功能下降，导致机体细胞免疫和体液免疫失衡，并进而通过释放各种炎症介质造成组织器官损伤。

【预后】

1. 本病呈慢性病程，大多数预后较好，病变局限于唾液腺和泪腺。

2. 有系统损害者，大多数可以病情缓解，但停止治疗后可复发。

3. 有报道本病发生淋巴瘤的危险性高于正常人群。

【预防】

1. 早发现、早诊断、早治疗。

2. 注意锻炼身体，均衡营养饮食，增强体质。

3. 避免接触外源性化学物质，如硅酮、特殊药物等。

4. 有遗传因素者，进行遗传咨询。

第三节 Ramsay-Hunt 综合征

【病例简介】

患者,女性,59 岁。

主诉:口腔溃疡伴面瘫 1 周。

现病史:1 周前舌头发麻,次天口腔出现溃疡,疼痛明显,伴右侧面瘫,经他院使用扩血管药物及针灸治疗后,面瘫稍有好转,但口内溃疡未见改善,今来诊。

既往史:否认全身系统病史。

【临床检查】

右侧眼睑不能闭合,右口角歪斜(图 11-8)。对侧颌面部相应部位未见阳性体征。口内检查见右舌缘、软腭右侧及右口角可见密集成簇溃疡,上覆黄色假膜,周围黏膜充血,病损未超过中线(图 11-9~ 图 11-11)。

【诊断】

Q:本病的诊断是什么?

Ramsay-Hunt 综合征。

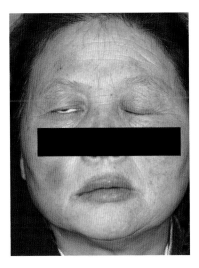

图 11-8 Ramsay-Hunt 综合征
右侧眼睑不能闭合,右口角歪斜
(武汉大学口腔医学院供图)

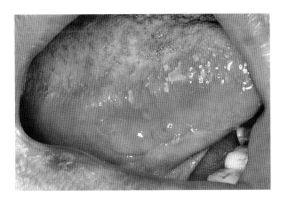

图 11-9 Ramsay-Hunt 综合征
右舌缘密集成簇溃疡
(武汉大学口腔医学院供图)

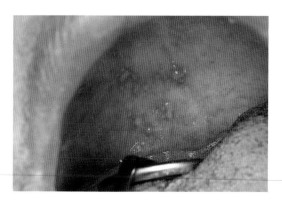 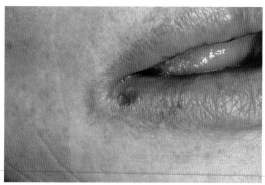

图 11-10　Ramsay-Hunt 综合征

软腭右侧成簇溃疡

（武汉大学口腔医学院供图）

图 11-11　Ramsay-Hunt 综合征

右口角溃疡

（武汉大学口腔医学院供图）

Q：Ramsay-Hunt 综合征的诊断依据是什么？

根据有特征性的面瘫 - 耳痛 - 外耳道疱疹三联症、单侧性沿神经支分布的皮肤 - 黏膜疱疹及疼痛症状作出诊断。

【治疗】

Q：Ramsay-Hunt 综合征的治疗原则是什么？

1. 口腔及颌面部皮肤病损的处理原则同带状疱疹，详见第一章第三节。

2. 及时将患者转入神经内科及耳鼻喉科治疗面瘫及耳部病损。

Q：对于本病，应当如何制订治疗方案？

1. 口腔及颌面部皮肤病损的治疗方案同带状疱疹，详见第一章第三节。

2. 在神经内科及耳鼻喉科治疗面瘫及耳部病损。

【复诊】

患者 2 周后复诊。

检查：口内右舌缘、软腭右侧及右口角溃疡已愈合，右侧眼睑闭合功能恢复，右口角仍歪斜（图 11-12~ 图 11-15）。

处理：建议继续到神经内科治疗面瘫。

【预后】

1. 皮肤黏膜病损预后一般良好，自然病程 2~4 周。

2. 年老体弱或治疗不当者，面瘫可能持续较长时间。

3. 如处理不及时，可遗留耳部隐痛、眩晕及听力下降等后遗症。

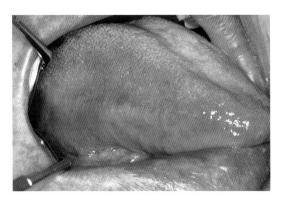

图 11-12　Ramsay-Hunt 综合征
治疗后，右舌缘溃疡愈合
（武汉大学口腔医学院供图）

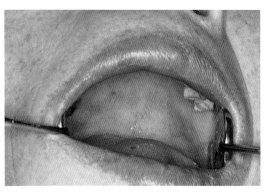

图 11-13　Ramsay-Hunt 综合征
治疗后，软腭右侧溃疡愈合
（武汉大学口腔医学院供图）

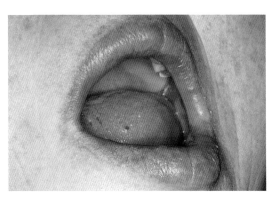

图 11-14　Ramsay-Hunt 综合征
治疗后，右口角溃疡愈合
（武汉大学口腔医学院供图）

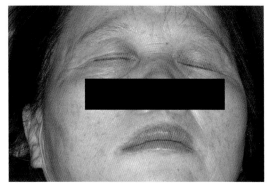

图 11-15　Ramsay-Hunt 综合征
治疗后，右侧眼睑闭合功能恢复
（武汉大学口腔医学院供图）

【预防】

1. 适量体育锻炼，均衡营养饮食，增强机体免疫功能。
2. 保持良好作息规律，避免劳累，保持心情舒畅，
3. 积极治疗全身系统性疾病。
4. 做到"早发现、早诊断、早治疗"，治疗时机对于本病预后具有重要影响。

第四节　梅-罗综合征

【病例简介】

患者，女性，48 岁。

主诉:嘴唇肿胀 3 年余。

现病史:患者 3 年来嘴唇右侧肿胀,有消长史,但未能完全消退,自诉曾发生过两次面瘫,近一周面瘫复发。经他院抗炎及针灸治疗,面瘫有所缓解,但上唇肿胀未见明显好转,今来就诊。

既往史:否认全身系统病史。

【临床检查】

上唇右侧及右侧颌面部肿胀,上唇质稍韧,扪之有垫褥感,舌背黏膜可见多处纵行裂纹,左侧鼻唇沟变浅,微笑时左口角无法上抬(图 11-16~ 图 11-18)。

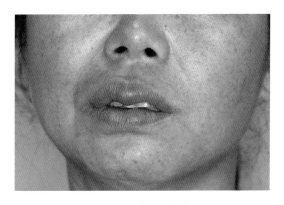

图 11-16　梅 - 罗综合征
上唇右侧及右侧颜面部肿胀
(武汉大学口腔医学院供图)

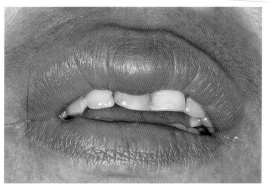

图 11-17　梅 - 罗综合征
上唇肿胀
(武汉大学口腔医学院供图)

【诊断】

Q:本病的诊断是什么?

梅 - 罗综合征。

Q:梅 - 罗综合征的诊断依据是什么?

1. 根据复发性口面部肿胀、复发性面瘫、裂纹舌三联症,可作出临床诊断。

2. 三项主症俱全可诊断为完全型,两项主症可诊断为不全型。

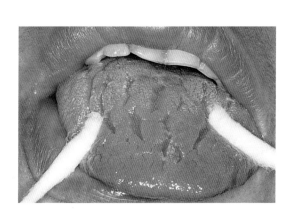

图 11-18　梅 - 罗综合征
舌背沟纹
(武汉大学口腔医学院供图)

Q:本病需要与哪些疾病相鉴别?

1. 本病的唇部肿胀需与牙源性感染引起的唇部肿胀、血管神经性水肿和克罗恩病相鉴别,见表 11-5。

表 11-5　梅 - 罗综合征唇部肿胀的鉴别要点

	梅 - 罗综合征唇肿	血管神经性水肿	牙源性感染引起的唇肿	克罗恩病的唇肿
病程	慢性	急性	急性	慢性
伴发症状	复发性自主神经系统症状、裂纹舌	无	牙髓炎、根尖周炎症	消化系统症状、关节炎、脊椎炎等
病理	非干酪化上皮细胞肉芽肿	非特异性炎症	非特异性炎症	非干酪化上皮细胞肉芽肿
预后	病程呈进行性、难自愈	可于数小时至数天内自行消退	治疗患牙后可消退	可自行缓解，但可复发

2. 本病的面瘫需与贝尔面瘫相鉴别，见表 11-6。

表 11-6　梅 - 罗综合征面瘫症状与贝尔面瘫的鉴别要点

	梅 - 罗综合征面瘫	贝尔面瘫
病程	反复发作、慢性病程	急性发作
病因	不明确	多有明确诱因，如受寒、病毒感染等
伴发症状	复发性口面部肿胀、裂纹舌等	不伴其他症状及体征
预后	完全缓解率低	可治愈

【治疗】

Q:梅 - 罗综合征的治疗原则是什么?

1. 以对症、抗感染治疗为主。

2. 在无禁忌证的情况下，应尽早应用糖皮质激素，对于对糖皮质激素抵抗或有禁忌证者，可试用其他药物。

3. 出现面瘫时，及时转入神经内科治疗。

Q:治疗梅 - 罗综合征的常用药物有哪些?

（一）局部用药

1. 溶液剂

（1）碳酸氢钠溶液（sodium bicarbonate solution）

（2）复方氯己定含漱液（compound chlorhexidine solution）

（3）复方硼砂溶液（compound borax solution）

2. 糊剂

（1）金霉素甘油糊剂（chlortetracycline glycerol paste）

（2）四环素甘油糊剂（tetracycline glycerol paste）

3. 注射液

（1）曲安奈德注射液（triamcinolone acetonide injection）

（2）复方倍他米松注射液（compound betamethasone injection）

（3）泼尼松龙注射液（prednisolone injection）

（二）全身用药

1. 糖皮质激素

（1）泼尼松（prednisone）

（2）地塞米松（dexamethasone）

2. 抗组胺药

（1）氯雷他定（loratadine）

（2）曲普利啶（triprolidine）

3. 抗生素类

（1）米诺环素（minocycline）

（2）四环素（tetracycline）

4. 维生素类

（1）复合维生素 B（compound vitamin B）

（2）叶酸（folic acid）

（3）甲钴胺（methycobal）

Q：如何制订本病的治疗方案？

（一）局部用药

1. 唇部肿胀　曲安奈德注射液，或复方倍他米松注射液 1ml，与 2% 利多卡因注射液混合，局部封闭，1 次 / 周，疗程视病情而定。

2. 裂纹舌　无症状者可不用药物，如出现疼痛症状者，可选 2%~4% 碳酸氢钠溶液或复方氯己定溶液，拱舌含漱，3 次 / 日；或选金霉素甘油糊剂或四环素甘油糊剂，涂布患处，3 次 / 天。

（二）全身用药

1. 应尽早、足量给予糖皮质激素　泼尼松片，口服，20~30mg/ 次，2 次 / 日，若症状好转或稳定可逐步减量。

2. 对糖皮质激素抵抗或有禁忌证者，可选氯法齐明丸，口服，100mg/ 次，1 次 / 日；或选沙利度胺片，晚睡前口服，50mg/ 次，1 次 / 日。

3. 维生素类　针对面瘫症状，可选择具有神经功能的维生素，如维生素 B_{12} 注射液，0.25mg/ 次，1 次 / 日；或甲钴胺片，0.5mg/ 次，3 次 / 日。对于裂纹舌，可选叶酸片，口服，10mg/ 次，3 次 / 日；或选复合维生素 B 片，口服，2 片 / 次，3 次 / 日。

（三）面瘫症状

转入神经内科进行治疗。

【讨论】

Q:梅 - 罗综合征的病因是什么?

本病病因尚不明确,但可能与以下因素有关:

1. 细菌、病毒感染。

2. 免疫功能紊乱。

3. 过敏反应。

4. 自主神经功能紊乱。

5. 遗传因素。

6. 有学者认为本病与肉芽肿病和克罗恩病有一定联系。

【预后】

1. 本病虽然可以出现自发性症状消退,但完全缓解率低,易间歇性发作。

2. 口面部肿胀如反复发作,可致永久性肥厚。

3. 部分面瘫症状可完全恢复,但长期反复发作可遗留咬肌和额肌萎缩及难治性面瘫。

【预防】

本病病因不明,故目前尚无有效的预防措施。

（卢　锐）

参考文献

1. 周红梅,周刚,周威,等. 口腔黏膜病药物治疗精解. 北京:人民卫生出版社,2010

2. 王吉耀. 内科学. 第 2 版. 北京:人民卫生出版社,2010

3. 中华医学会风湿病学分会. 干燥综合征指南(2003 年). 现代实用医学,2003,15(12):769-771

4. 牛红青,董海原,张莉等. 干燥综合征生物制剂治疗的研究进展. 中国药物与临床,2009,9(7):615-617

5. 杨文明,何望生. 梅 - 罗综合征研究新进展. 中国实用神经疾病杂志,2010,13(4):78-81

6. Greenberg MS,Glick M. Burket's Oral Medicine:diagnosis and treatment. 11th ed. Onario:B. C. Decker Inc., 2008

7. Charleston L 4th. Burning mouth syndrome:a review of recent literature. Curr Pain Headache Rep,2013,17(6): 336

8. Sun A,Wu KM,Wang YP,et al. Burning mouth syndrome:a review and update. J Oral Pathol Med,2013,42(9): 649-655

9. Mock D,Chugh D. Burning mouth syndrome. Int J Oral Sci,2010,2(1):1-4

10. Minguez-Sanz MP,Salort-Llorca C,Silvestre-Donat FJ. Etiology of burning mouth syndrome:a review and update. Med Oral Patol Oral Cir Bucal,2011,16(2):e144-148

11. López-Jornet P,Camacho-Alonso F,Andujar-Mateos P,et al. Burning mouth syndrome:an update. Med Oral Patol Oral Cir Bucal,2010,15(4):e562-568

12. de Moraes M,do Amaral Bezerra BA,da Rocha Neto PC,et al. Randomized trials for the treatment of burning

mouth syndrome: an evidence-based review of the literature. J Oral Pathol Med, 2012, 41 (4): 281-287

13. Sjögren's International Collaborative Clinical Alliance (SICCA) Research Groups. American College of Rheumatology classification criteria for Sjögren's syndrome: a data-driven, expertconsensus approach in the Sjögren's International Collaborative Clinical Alliance cohort. Arthritis Care Res (Hoboken), 2012, 64 (4): 475-487

14. Brito-Zerón P, Sisó-Almirall A, Bové A, et al. Primary Sjögren syndrome: an update on current pharmacotherapy options and future directions. Expert Opin Pharmacother, 2013, 14 (3): 279-289

15. Ramos-Casals M, Tzioufas AG, Stone JH, et al. Treatment of primary Sjögren syndrome: a systematic review. JAMA, 2010, 304 (4): 452-460

16. Baldini C, Talarico R, Tzioufas AG, et al. Classification criteria for Sjogren's syndrome: a critical review. J Autoimmun, 2012, 39 (1-2): 9-14

17. Ng WF, Bowman SJ. Biological therapies in primary Sjögren's syndrome. Expert Opin Biol Ther, 2011, 11 (7): 921-936

18. Seror R, Bootsma H, Bowman SJ, et al. Outcome measures for primary Sjögren's syndrome. J Autoimmun, 2012, 39 (1-2): 97-102

19. Carr AJ, Ng WF, Figueiredo F, et al. Sjögren's syndrome - an update for dental practitioners. Br Dent J, 2012, 213 (7): 353-357

20. Gallo A, Baldini C, Teos L, et al. Emerging trends in Sjögren's syndrome: basic and translational research. Clin Exp Rheumatol, 2012, 30 (5): 779-784

21. Uscategui T, Dorée C, Chamberlain IJ, et al. Antiviral therapy for Ramsay Hunt syndrome (herpes zoster oticus with facial palsy) in adults. Cochrane Database Syst Rev, 2008, 4: CD006851

22. Chodkiewicz HM, Cohen PR, Robinson FW. Ramsay Hunt syndrome revisited. Cutis, 2013, 91 (4): 181-184

23. Zainine R, Sellami M, Charfeddine A, et al. Ramsay Hunt syndrome. Eur Ann Otorhinolaryngol Head Neck Dis, 2012, 129 (1): 22-25

24. Ryu EW, Lee HY, Lee SY, et al. Clinical manifestations and prognosis of patients with Ramsay Hunt syndrome. Am J Otolaryngol, 2012, 33 (3): 313-318

25. Coulson S, Croxson GR, Adams R, et al. Prognostic factors in herpes zoster oticus (ramsay hunt syndrome). Otol Neurotol, 2011, 32 (6): 1025-1030

26. Elias MK, Mateen FJ, Weiler CR. The Melkersson-Rosenthal syndrome: a retrospective study of biopsied cases. J Neurol, 2013, 260 (1): 138-143

27. Zeng W, Geng S, Niu X, et al. Complete Melkersson-Rosenthal syndrome with multiple cranial nerve palsies. Clin Exp Dermatol, 2010, 35 (3): 272-274

28. Kanerva M, Moilanen K, Virolainen S, et al. Melkersson-Rosenthal syndrome. Otolaryngol Head Neck Surg, 2008, 138 (2): 246-251